看護師をめざす あなたへ

髙橋則子　蝦名總子　菊池麻由美　安井静子 著

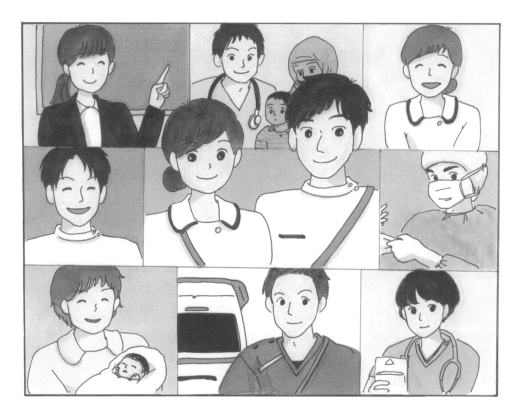

日本看護協会出版会

執筆者等一覧（順不同）

〈代表著者〉

髙橋則子　　学校法人慈恵大学 理事／認定看護管理者

〈著者〉

蝦名總子　　公益社団法人東京慈恵会総合医学研究センター 主任研究員
／元慈恵看護専門学校 副校長

菊池麻由美　　東邦大学看護学部基礎看護学研究室 教授

安井静子　　公益財団法人東京都福祉保健財団人材養成部 専門担当部長
／前東京都立府中看護専門学校 校長

〈装画〉

仲本りさ　　看護師／イラストレーター

〈漫画〉

ねぎまぐろ工房　　看護師／漫画家

序章 看護師のやりがい

学び編 看護職になる

仕事編　**看護職として働く**

序章

看護師のやりがい

① 看護師ってどんなイメージ？

髙橋則子

　いくつかの企業が小学生、中学生、高校生を対象に「大人になったらなりたい職業」を毎年調査しています。女子では、看護師は上位3位以内に入ることが多く、最近は高校生の男子の調査でも10位以内に入ることがあります。その理由として挙げられているのが、大きく分けると「あこがれ」と「安定」です。「安定」は、資格があるので仕事があり安定した生活ができそう、ということです。

　筆者は以前、大学病院の看護部長をしており、採用試験の面接の際には看護学生に看護師になろうと思った動機を尋ねていました。きっかけについては、「小さい頃に入院した時、看護師さんが優しかった」とか「祖父（祖母）が入院していた時に、看護師さんは家族のことも気にかけてくれた」などと答える学生が多くいました。自分や家族の入院体験が、看護師をめざすきっかけの1つになっていることがわかります。

　テレビドラマなどに触発された人もいるのではないかと思います。テレビで外来受診場面や入院生活をしている場面は頻繁に見られますし、医療現場を題材にしたドラマやドキュメンタリー番組もあります。

　あなたが見たドラマでは、看護師はどのような仕事をしていましたか？　以前は、病室に入る医師の後ろにお供のように黙ってついていく看護師、外来の診察室に患者さんを呼び入れ医師のそばで患者さんを見守る看護師、医師の指示で採血や注射をする看護師というような場面が多かったですね。これらを見ると、"医師の助手"的なイメージとなりそうです。

　しかし、少しずつドラマでの看護師の描かれ方が変わってきて、近頃は、看護師が主役となるドラマもあり、点滴や医療処置の介助はもちろんですが、患者さんの体の状態を観察して医師に伝えたり、患者さんの反応を見ながら検査や手術に必要な準備について説明したり、患者さんの不安な気持ちや悩みに耳を傾け、時に励ましたり、黙って受け止めたり、体をさすったりしながら、患者さんに寄り添う姿を見せています。

　また、手術室や救命救急センターで緊張感をもって医師と共に患者さんの命を助ける治療や処置をてきぱきと行う場面なども増えてきました。簡単になれるものではありませんが、ドクターヘリに乗るフライトナースの活動を見て「かっこいい！　自分

もあんな活動がしてみたい」と、あこがれる人もいます。

　認定看護師や専門看護師の資格をもって、高度な知識・技術を使って、患者さんの病状や障害の状況に応じてケアを行い、患者さんの生活の質を高める支援をしている看護師がドキュメンタリー番組で紹介されることもあります。

　一方で、手に職があれば、不景気になっても生活していける、給料も結構もらえそう（あくまでもイメージ）と思う人もいるでしょう。

　逆に、夜勤があって体がきつそう、患者さんの排泄物（便や尿など）を扱うのは汚いからいやだな、命にかかわる仕事でミスがあったら大変、世界的に大流行した新型コロナウイルス感染症のように新たな感染症が発生したら自分も危険な目にあうかもしれない、というようなネガティブなイメージをもっている人もいるかもしれません。

　友だちに看護大学・看護専門学校の学生がいるけれど、勉強をたくさんしなければならないし、実習もあるから結構ハードな学生生活を送っているみたいだよ、などという噂を耳にする人もいるかもしれません。

　それぞれの方が看護師についていろいろなイメージをもっていると思いますが、本書は、どのようにしたら看護師・助産師・保健師になれるか、准看護師から看護師になるにはどうしたらよいか、という資格取得までの**「学び編」**、看護師になってからの**「仕事編」**、現役看護師が自分の仕事を語る**「実践編」**で構成されており、看護師になるための学校選択、看護学生のキャンパスライフ、看護師・助産師・保健師の職業生活の実際、看護師になってからのキャリアなど幅広い内容を盛り込んでいます。

② 看護とは

高橋則子

　「看護とは何か？」という問いに対して、多くの看護理論家が定義づけをしています。これは、看護大学や看護専門学校で学びますので、詳細な説明は学校にお任せするとして、ここでは、近代看護の礎を築いたフローレンス・ナイチンゲール（以下、ナイチンゲール）の看護の定義を紹介します。

　ナイチンゲールは『看護覚え書』という著作の中で「看護とは、新鮮な空気、陽光、暖かさ、清潔さ、静かさを適切に保ち、食事を適切に選択し管理すること―こういったことのすべてを、患者の生命力の消耗を最小にするように整えることを意味すべき

である」[1]と述べています。

人間にはもって生まれた自然治癒力があり、傷ついた細胞を修復したり、代償機能を働かせたりして、本来ある機能の維持のために体は一生懸命働いています。また、食事や排泄や清潔行動を周囲の人たちから教えられ身につけて生活します。そして、親や学校の先生や友だちなど多くの人々との関係の中で、感情を育み知恵を身につけ、自らの意思にしたがって仕事や生き方を選択し、人生を全うします。

このように考えると、「人が人としてよりよく生きる力」が、すなわち「生命力」と考えることができます。「生命力の消耗を最小にする」とは、本来人間がもつ力の発揮を妨げる要素を見いだし、その要素を取り除くか、または小さくするということであり、それは結局、その人のもっている力が最大に発揮できるようにすることになります。

ナイチンゲールは「健康とは、単に元気であることだけでなく、自分が使うべくもっているどの力も充分に使いうる状態である」[2]と述べていますが、どのような状況にあっても、その時々のその人のもてる力を最大に発揮してよりよく生きられるように、24時間の生活を整えることが看護であると考えます。

3 こんな人が看護師に向いている

髙橋則子

本書を手に取っているあなたは、看護の仕事にとても興味があるのだと思います。せっかく苦労して看護師の資格を取得するのですから、生涯にわたり（一時お休みしても）さまざまな場で資格を活かして活躍されることを願います。

以下に示すタイプの人は看護という仕事にとても向いていると思います。この機会に、改めてご自分がその仕事に適しているかどうか、考えてみることをおすすめします。

1）自分だけでなく他の人も大切にできる人

看護は犠牲的な仕事ではありません。患者さんを第一に考え、患者さんのために自分のもてる力を十二分に発揮することが求められますが、自分自身の心身の健康や生活を大事にすることも重要です。心身のバランスのよい人は看護の仕事が長続きします。

2）相手の立場に立って考えられる人

　他人の気持ちや痛みを感じ取り、相手の立場に立って物事を考え、自分のできる精一杯のことをその人のためにやろうと思えることがとても大切です。相手は患者さんであったり、同僚であったり、他の医療職者であったりしますが、相手の声に耳を傾けることは人間関係を築く上でも重要なのです。

3）自分の行動をいつも振り返ることができる人

　何かトラブルが起こった時に、「あの人がいったからこうなった」などと人のせいにする前に、自分はどうだったかと振り返ることで、自分の足りないところや課題が見えてきます。それを自覚することが学びの動機となり、次のステップへの足がかりとなります。

　人は、周りの人にさまざまな助言をもらいますが、最後に決めるのは自分自身です。時々、「自分がなりたいと思っていたわけではないけれど、親が強くすすめたから看護師になった」という人もいます。「親には逆らえないから」というのでしょうが、最終的に進路を決めたのは自分なのです。国家試験に合格し、就職し、勤務を始めたが、「やっぱり自分には向いていない」と、早々に辞めてしまうのでは、せっかく専門的な勉強を積み資格を取得したのに、その能力を発揮せずに終わるのはとても残念です。

4）有言実行できる人

　自分が発する言葉に責任をもち、自分がするといったことは実行することが大事です。いうこととすることが一致しないと、「口先ばかりでいい加減な人」と思われ、上司や仲間に信頼されなくなります。

　自分の力量を考えて、何でもかんでも引き受けず、引き受けたことはきちんとする、万が一できなかった時には、素直に謝ってこれからどうするかまで、きちんと相手に報告し相談することも大切です。

5）すぐにへこたれない人

　医療は人の命にかかわる仕事で緊張感も高く、1人ひとり性格も生活スタイルも異なる個別な患者さんやご家族とかかわります。多職種で構成された医療チームの多様なメンバーとコミュニケーションを取りながら働きます。思いもしない事柄に遭遇したり、つらいことや困難なこともあります。そこですぐに弱音を吐いて逃げ出すのではなく、もうひと踏ん張りしてみることで、それを乗り越えた時の達成感や充実感は大きく、自分の成長にもつながります。

しかし、あまりにつらい時は、その場からいったん離れることも大事なことです。無理をしすぎると心身の健康に悪影響が出ることもありますので、ゴムひもが伸びきる前にお休みしてください。

6) 自分の健康管理ができる人

人の健康や幸せのために力を発揮するには、自分自身の健康管理が重要です。自分の体調が悪いと人の世話まで手が回りません。心の健康もとても大切です。相談できる相手がいたり、うまく気分転換やリフレッシュできるものをもっていることも重要です。

4 看護師に求められる「心・技・体」

髙橋則子

ナイチンゲールは数多くの著作を残しています。その中に「この世の中に看護ほど無味乾燥どころかその正反対のもの、すなわち、自分自身では決して感じたことのない他人の感情のただ中へ自己を投入する能力を、これほど必要とする仕事はほかに存在しないのである。そして、もしあなたがこの能力を全然もっていないのであれば、あなたは看護から身を退いたほうがよいであろう」[3] と述べています。

また、「教育の仕事は別として、世の中に看護ほどに、その仕事において自分が何を為しうるかが、自分がどのような人間であるかにかかっている職は、ほかにない」[4] とも述べています。ナイチンゲールは、自分ではない他人の感情を自分のこととして感じ取る能力の重要性と、看護の仕事の成果には人間性が大きくかかわっていることを説いているのです。

「心・技・体」は、武道の世界で昔から大事にされていた言葉ですが、現在はスポーツ界でよく使われます。そのスポーツを極めていく上で、「心（精神）」、「技（技術）」、「体（身体または体力）」の3つがそろうことが大切であるという意味です。また、3つのバランスが大事であるともいわれています。

では、看護における「心・技・体」とは、どのようなものでしょうか?

「心」で大事なことは、相手の痛みやつらさを我がことのように感じられる、何事も相手の立場に立って考えられることです。自分では体験できない他人の人生に思いをはせ、わからないことは教えてもらうという謙虚な気持ちが大切です。

人は、自分が見たり聞いたりしたことを、自分の価値観や判断基準で自分流に解釈するものです。自分と他人の感じ方や考え方は違うという前提に立って、「私はこう思う、でも相手はどう思っているのだろうか？」という疑問を常にもち、自分が理解した内容を「○○でよろしいでしょうか？」と確かめることが不可欠です。また、これを怠ると、患者さんとの間にずれが生じ、後からトラブルになったり、信頼関係が損なわれたりすることがあります。

　自分とは異なる人々の多様な生き方や考え方を学ぶには、テレビのドキュメンタリー番組や小説、映画や演劇などがかなり参考になります。また、自分の周りにいる人たちの体験談に耳を傾けることもおすすめします。他人に関心をもち、いろいろ教えてもらおう、という積極性が大事です。

　そして、それだけではなく、心の強さ、精神力も重要です。多少つらいこと、困難なことにぶつかってもへこたれない心の強さが、看護職には欠かせません。自分だけで解決しようと思わず、自分のその時の力量を考え、周りの人たちにSOSを出して助けてもらっていいのです。そうしながら困難にチャレンジして乗り越えられた時、いっそう心が鍛えられます。

　「技」といえば、看護技術です。看護技術は、看護の専門的知識に基づいて提供される技であり、看護師が自分のもつ知識を総動員してその時その人に必要と判断したことを、自らの体や手を使って行います。患者さんにとって安全で苦痛や不快なく行うことが重要です。そのためには、人の体の仕組みと働き、さらにその人の病状を理解し、目的と根拠をもって行うことが大切です。実際に行う際は、自分が行おうとする行為の目的や方法を患者さんに説明して理解と協力を促し、患者さんの表情や言動などの反応を見ながら行うことがさらに重要です。

　技は繰り返し練習することによって上達し、経験を重ねることで熟練度が増します。手際よく確実に、しかも患者さんの反応を見逃さずに柔軟に対応できる看護師はすてきです。

　「体」とは、自分自身の体の健康状態をよりよく保つことです。ある程度規則正しい生活を心がけ、質のよい睡眠とバランスの取れた食事、適度な運動、気分転換を上手に行って、自分の体調管理に努め、体力・免疫力の維持向上に努める必要があります。24時間体制の病院や訪問看護ステーションなどに勤務する看護師は、夜勤の前後に睡眠や食事をうまくとって、体力を維持し、不規則な勤務にも耐えられる体づくり

をしています。自分自身の生活と仕事の調和を図ることはとても大切です。

　看護師は、人が生まれる前から亡くなった後まで、1人ひとりの人生にかかわります。自分の努力次第で患者さん、ご家族、地域の人々、日本だけでなく世界の人々の健康と幸せのために働けるのです。勤務は厳しく責任も重いですが、患者さんから学ぶこともたくさんあり、仕事を通して生涯、成長発達できるのも大きな魅力だと思います。

⑤ 看護師と看護職　その呼び方の違い

髙橋則子

　「看護職」という言葉を耳にしたことがあるでしょうか？

　実は「看護職」と「看護師」はイコールではありません。「看護職」というのは、保健師・助産師・看護師・准看護師のいずれかの資格、あるいはそのうちの複数の資格をもち、看護の職務を担当する人のことです。また、職業を指す場合もあります。後で詳しく述べますが、保健師と助産師の資格を得るには、看護師の国家試験に合格していることが必要です。

　ここまでは「看護師」と表記してきましたが、ここから本書では、保健師・助産師・看護師・准看護師すべてに関係する時には「看護職」という言葉を使います。

　本書が、看護師に興味のある人、看護師になりたい人、今の仕事から看護師へ転職を希望している人、進路相談にあたる学校の先生やご家族などに看護師のリアルをお伝えし、皆様の適切な職業選択の一助となれば幸いです。

引用文献

1）薄井坦子, 小玉香津子ほか訳：看護覚え書, 現代社, 1990, p.2-3.
2）湯槇ます監修：ナイチンゲール著作集第二巻, 現代社, 1977, p.266.
3）薄井坦子, 小玉香津子ほか訳：看護覚え書, 現代社, 1990, p.217.
4）湯槇ます監修：ナイチンゲール著作集第三巻, 現代社, 1974, p.128.

参考文献

1）日本看護協会編：看護に活かす基準・指針・ガイドライン集2020, 日本看護協会出版会, 2020, p.27-59.

看護職になる

看護師・保健師・助産師への道　フローチャート

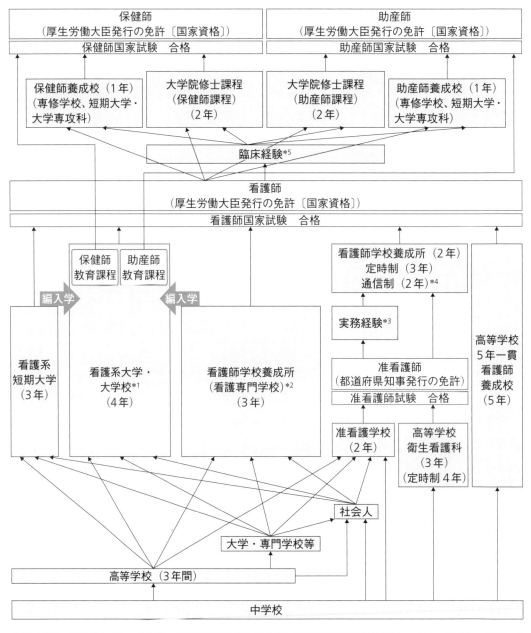

上記のほか、学校数は少ないですが、高等学校卒業後入学できる「看護専門学校総合カリキュラム校（4年）」があり、4年間で全員が看護師と保健師の受験資格を得られます。

* 1　保健師教育課程や助産師教育課程を設置している大学があります。
* 2　3年課程は「看護師学校養成所（看護専門学校）」と表記しています。
* 3　中学校からストレートに准看護学校へ進学した者には3年以上の実務経験が必須です。
* 4　通信学習を主とする課程は、7年以上の実務経験が必須です。
* 5　臨床経験を積んでから、保健師教育課程や助産師教育課程に進学することもできます。

看護師になるには

1 | 看護師になるための学校

蝦名總子

　厚生労働省は、2019（令和元）年に「医療従事者の需給に関する検討会 看護職員需給分科会」の中間とりまとめを公表しました。

　それによると、団塊の世代が75歳以上となる2025年には、看護職員は188万人〜202万人必要になると推計されます。必要数に対してどのくらい供給できるかを推計した結果、看護職員が6万〜27万人不足するという結果が出されました。つまり、これからもますます社会に必要とされる職業といえます。

　看護職は社会からの需要が高く、将来の働く場が大病院からクリニック、高齢者施設と幅広くあり、就職先には困らない、一生働ける資格を得られることなどで人気が高い職業です。

　看護師になるには、国家資格である「看護師免許」が必要です。 看護師資格を取得するには、文部科学大臣指定の学校または厚生労働大臣指定の看護師養成所で102単位（臨地実習23単位含）以上（2022年度4月入学生より）を取得し卒業（卒業見込み）、看護師国家試験に合格しなくてはなりません。

　看護師になるための学校は、大きく分けて4年制大学、3年制の短期大学・専門学校（3年課程）があります。2020（令和2）年4月の看護学生入学者数を見ると全国で約54,000人（大学・短期大学・専門学校3年課程）が入学しています。そのうち男子も10人に1人と増えてきました。入学人数の約4割が大学生、残り6割が専門学校・その他を占めています。学校数を比較すると大学293校、短期大学17校、専門学校551校です[1]。

　それぞれの学校には「どのような人材を育てたいのか」を踏まえてカリキュラムが組まれています。学校の種別により学費も大きく異なります。どのような看護師になりたいか、どのようなところで働いてみたいかなども踏まえて情報を収集していくこ

とが重要です。

　看護師になるための学校は、16頁の「看護師・保健師・助産師への道　フローチャート」に示したように多種多様ですが、種類別に説明していきます。

1………4年制大学（大学）

　看護系大学は全国で急増し看護師の高学歴化が進んでいます。その背景には、日本の高齢社会化と医療の高度化に伴い、より専門的で高度な判断力や実践能力をもつ人材の育成が求められていることや、医師や薬剤師、理学療法士、管理栄養士などさまざまな各分野の職種と対等にやり取りができ、看護独自の機能を発揮し、チーム医療の要の役割を果たすことができる人材を育成してほしいという社会的ニーズがあります。また一方では、国家資格を得られる大学が人気を集め、少子化で定員を確保したい大学側の戦略も看護系大学増加の要因になっています。

　大学は、一般教養科目も多く幅広く学べます。研究の基礎を学び大学院に進学して看護学を深め、研究を通して社会に貢献していく道が開かれています。外国の看護学部と学術交流協定を結んだり留学制度が準備されていたりと、グローバルな視野に立った学習の機会が用意されている大学もあります。また他の総合大学と単位互換制度を活用して幅広く教養を身につける機会をもつ大学もあります。大学を卒業すると学士の資格が与えられます。

　看護師資格だけでなく保健師又は助産師の資格を4年間の中で取得できる大学もあります。ただし全員が取れるわけではありません。各大学の保健師・助産師の養成人数も確認すべき点です。また卒業後5年を経て、大学院に進み、より専門性の高い「専門看護師」への道も開かれています（122頁〜参照）。

　少子化で大学の門戸も広くなり、選り好みしなければ全入できる時代になってきました。しかし、看護系大学は人気が高く、2〜4倍の倍率、人気校になると10倍を超えるところもあります。各校の特徴を知り、自分の行きたい大学を選択していくことが望まれます。

❶国立・公立大学

　国公立の大学には医学部や看護学部があり、看護学を教える教授陣や基礎医学を教える講師陣がそろっており、学問を深く探求し研究的視野を広げ、より深く学ぶことができます。また、技術演習設備や図書の充実など学習環境が整っています。学費も

安い分難関校が多いのが現実です。偏差値にバラツキがあり60以上の大学もあれば50以下の学校もあります。自分の地域にある公立大学も調べてみましょう。

　入学試験は、推薦選考枠、一般入試（前期日程・後期日程）などがあり、一般選考では、大学入学共通テストを受ける必要があります。受験科目数も4〜5教科で4〜7科目と大学によってかなり異なります。共通テストだけでなく、高校の調査書、学習計画書の提出や面接などがあったり、2次試験に小論文・面接を求める大学もあります。

　公立の看護大学は必ず各県に1つはあり、充実した学習環境が整えられています。臨地実習は県内全域の病院を活用して行われる場合もありますので、どのようなところで実習するのかも調べてみるとよいでしょう。

❷私立大学

　看護大学だけでなくさまざまな学部の中に看護学科を併設するケースもあります。総合大学であれば多くの学部の学生たちと共に学ぶ科目もあるので、視野が広がる機会となります。

　私立は学校数が多い分、各校の特色が多岐にわたっています。「看護教育に実績があるのか」「何が学べるのか」「どのような人材を輩出しているのか」「どのような分野に強みがあるのか」「どのような資格が取れるのか（保健師や助産師）」「先輩たちはどのようなところに就職しているのか」「臨地実習先がどのような病院で行われているか」などの情報収集をしてみてください。

　看護系大学の中には、100年余りの歴史や伝統をもつ大学から近年になってできた新設校も多くあります。理念も大学のカラーも多種多様ですから、各大学の教育理念を確認し、どのようなカリキュラムポリシーの中で教育を行っているのかを調べてみることも大切です。

　また新設校の中には、設置主体に臨地実習病院をもたない大学も増えています。臨地実習病院が多数になると、科目ごとに転々と実習先が変わることが予測されます。いろいろな現場を見ることができる反面、施設や人間関係に慣れることにエネルギーを要する場合もありますし、交通費もかかります。したがって、実習先を確認しておく必要があります。

　国家試験の合格率についても確認しておきましょう。たとえば「90%合格」と聞くとすごくよいと思われがちです。しかし、100人受ければ10人不合格ですので、決してよいとはいえません。以上のようにさまざまなチェックポイントがあります。

入学試験に推薦枠（指定校推薦枠）や一般入学試験、社会人枠を設けている大学もあります。大学共通試験利用の場合、大学共通試験成績と各大学の個別試験併用の場合と個別試験のみの場合があります。各大学の個別試験は、教科が英語、国語、数学のほかに理科が含まれる大学（科目の範囲は各校特色あり）から、2科目程度の大学もあります。2次試験に面接をする大学も多いので、準備が必要となります。

2………看護専門学校

　看護大学が増えている反面、現状では、看護学生の半数以上が専門学校の学生です（図1）。

　専門学校の魅力は何といっても「看護実践者を育てる」という目標のもと、現場に即したカリキュラムが組まれていることです。臨地実習、看護技術習得にも力を入れており、看護実践力が身につくように指導している学校が多く、臨床実践能力が育つよう教育がなされています。国家試験合格に向けて対策を立て、受験指導に力を入れている学校も多いのです。専門学校を選択する際も、看護師国家試験の合格率は重要なポイントの1つです。

　また、修学期間が3年間であり、その分費用も安く、「早く社会に出て貢献したい。自立したい」と考えている人にはおすすめです。卒業時「専門士」の称号が付与されます。将来、保健師や助産師の進学を希望する人は、卒業後1年間の養成校に進学し資格を取得することができます。卒業時に看護師と保健師の両方の資格を得られる統合カリキュラム（4年制）を実施している学校も全国に10校あります。

　専門学校の設置主体別の特色を見ると、公立病院や県立病院附属などの公立学校の

図1看護師学校・養成所数入学定員（1学年）の推移（2018年5月）

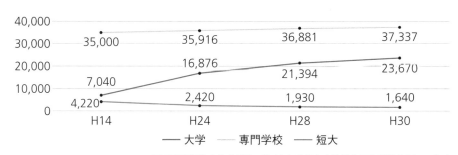

医療関係技術者養成学校一覧（文部科学省高等教育局医学教育課）より作成

場合は学費が安いことが特徴です。その分倍率は高い傾向にあります。その他、病院や医療法人附属、大学医学部の附属、日本赤十字社、学校法人の経営などがあります。設置主体の病院とのつながりがあるかどうかは教育方針、実習先、就職先などに大きく関連します。「どのような看護師になりたいか」を考える際に「設立の理念」なども知ると参考になるでしょう。

　また、学校数が多いので自宅から通学できる範囲の学校を探しやすいこともメリットの1つです。看護学生は、国家試験も難しく学習時間を確保する必要があること、臨地実習期間中は、実習のための事前学習やレポートの提出、実習記録のまとめなどがあります。実習先に朝8時〜9時には集合という場合もありますので、通学の距離や所要時間も学校選択検討の材料にするとよいでしょう。

3……… 短期大学（短大）

　短期大学は、文学部などの看護以外の短期大学とは異なり3年制です。卒業時に看護師国家試験の受験資格が得られます。他学科を併設している短大が多く、看護の勉強をすると共に他学科のカリキュラムの中から科目を選択して学ぶことができる大学もあります。一般教養や人間の生活や社会を理解するための科目などを専門学校に比べて、より幅広く学ぶことが可能です。

　また、養護教諭二種免許を取得できる学校もあります。専攻科を併設している学校もあり、3年卒業後に保健師専攻、助産師専攻科に進学して資格を取るという道もあります。大学への編入がしやすい点も短大のメリットの1つです。短大時代に取得した単位を生かし、4年制大学の3年次への編入が可能です。

　残念ながら看護系短期大学は全国で17校と減少傾向にあります。理由としては、現行の看護教育は、実習も含めて3,000時間以上であり「ハードな3年間でなく、4年間をかけてじっくりと学びたい」と4年制の大学を選択する傾向があることが挙げられます。

　もう1つの理由は、同じ3年であれば学費の安い専門学校があるからです。現場で即戦力として働きたい人にとっては、臨地実習に力を入れて、より実践経験を積むことができる専門学校を選択するメリットがあります。

4……… 高等学校（高校）

高校には、看護学科をもつ学校があります。中学校を卒業後、5年間かけて看護を学

ぶコースです。大きく分けて2つの高校があります。

❶5年間の一貫教育

　高等学校看護科（5年一貫校）は、5年間修学し卒業時に看護師国家試験受験資格を得て看護師資格取得をめざす学校。現在の多くがこのタイプの一貫校です。2020（令和2）年現在、全国に79校あります。

❷衛生看護科（准看護師資格取得）＋専攻科2年又は看護専門学校2年課程

　高等学校衛生看護科（2020年現在全国16校）で3年間学ぶと准看護師受験資格が得られます。准看護師試験に合格して准看護師の資格を取得した後、専攻科に進み2年間履修後看護師国家試験を受験するか、看護専門学校（2年課程）に進んで看護師国家試験受験資格を得て、看護師国家試験に合格すれば看護師資格を取得することができます。

　衛生看護科を卒業し准看護師免許を取得すれば准看護師として働くことができます。准看護師として働きながら看護専門学校2年課程（夜間定時制3年）に進学し看護師をめざす道もあります。

　しかし、現在の医療は高度化し医療技術も進んでいます。衛生看護科卒業後すぐに看護の現場で働くことは難しく、多くの卒業生は専攻科又は専門学校（2年課程）に進学するか、普通科と同様に看護大学進学という選択をせまられます。現在衛生看護科の中には専攻科を持たない高校も多く、また専攻科自体も減少していますので、注意が必要です。

　高校の衛生看護科から進学できる専門学校の募集停止も多くなっています。高校から看護の道に進む場合、その先の看護師資格取得までの道筋を見きわめての進学が重要となります。

5………卒業後に大卒と看護専門学校卒にどのような違いがあるか

　就職採用に当たり、専門学校卒業の学歴を問われることはありません。新卒の場合の給与は、大卒と専門学校で1号俸（7,000円～10,000円／月）違う場合があります。しかし、キャリアを積み4～5年で昇格していけば、給与差はなくなります。また、キャリアアップを考えると認定看護師教育課程にはそのまま進めますが、専門看護師資格を取得するには、大学院進学が求められるため、大学などで学士を取得するか、看護師として働きながらであれば通信教育や2部の大学などで学士を取得する必要があ

ります。

　専門学校の単位が認定されて一般大学の3年生からの編入となり、最短2年で卒業できる場合もあります。近年では、看護師の勤務3年以上の者に大学院受験資格認定試験制度を設けている大学もあり、必ずしも学士が必要でない場合もでてきました。

2 ｜ 看護系学校の入学資格と受験　　　　　　　　　　　　　　蝦名總子

1⋯⋯⋯看護系学校の入学資格

　次のうちいずれかに該当し、入学年度の4月1日に18歳に達している者（各学校により異なることがあるので要綱を確認してください）。

　①学校教育法90条第1項に規定する高等学校又は中等教育学校を卒業した者（3月卒業見込み者を含む）　＊「中等教育学校」とは、中高一貫教育を行う修業年限6年の学校をいう。

　②外国において、学校教育における12年の課程を修了した者又はこれに準じるもので文部科学大臣が指定した者

　③文部科学大臣が高等学校の課程と同等の課程を有するものとして認定した在外教育施設の当該課程を修了した者

　④文部科学大臣が指定した者

　⑤高等学校卒業程度認定試験（学校教育法施行規則第150条第5号）による高等学校卒業程度認定試験に合格した者（同規則附則第2条の規定による廃止前の大学入学資格検定規定〈昭和26年文部省令第13号〉）による大学入学資格検定に合格した者を含む）

　⑥各学校において、個別の入学資格審査により、高等学校を卒業した者と同等以上の学力を有すると認めた者

　上で述べた②、③、④、⑥のいずれかに該当される方は、願書提出前に必ず志望校へお問い合わせください。

2……受験の準備

　以下の検討点を踏まえて、受験するのは大学なのか専門学校なのかを検討してみましょう。

　・受験科目、試験方法、合格倍率
　・教育内容はどうか
　・学習環境はどうか
　・実習はどのようなところで行うのか
　・自分は看護職としてどんなところで働いてみたいのか
　・学費（授業料だけでなく・テキスト代その他）と生活費（通学費含む）はどのくらいかかるのか
　・奨学金はどのような種類があるのか
　・自宅から通えるのか
　・国家試験の合格率は何％か（100％に近ければ近いほどよい）

❶志望校の選択と決定

　大学にするのか専門学校にするのかは、前記の各校の特徴を踏まえ、就学年数、費用も踏まえて検討します。高校1〜2年生のうちにオープンキャンパスやインターネットなどを活用して調べます。情報収集のために実際に志望校を訪れて在校生から話を聞くことも大切です。

　4年間又は3年間通う学校ですから、自分が校風や在学生の雰囲気に合っているかどうか確かめることも必要です。学校ごとに試験方法、受験科目が多岐にわたるため、高校3年生になる前には志望校を絞り込めるように情報収集をしましょう。

　出願書類に実用英語技能検定（英検）資格、日本漢字能力検定（漢検）資格、実用数学技能検定（数学検定）の2級以上、TOEFLやTEAPなどのスコアの記入が必要な場合もあります。計画的な取得が必要です。

❷受験対策

　以下の手順に沿って受験対策することをおすすめします。

　・入学試験受験スケジュールを作成（図2参照）
　・高校3年生前期には成績が出そろいますので、学校推薦型選抜が可能かどうかを検討。必ず一般選抜入試も準備しましょう。

図2 入学試験受験スケジュール

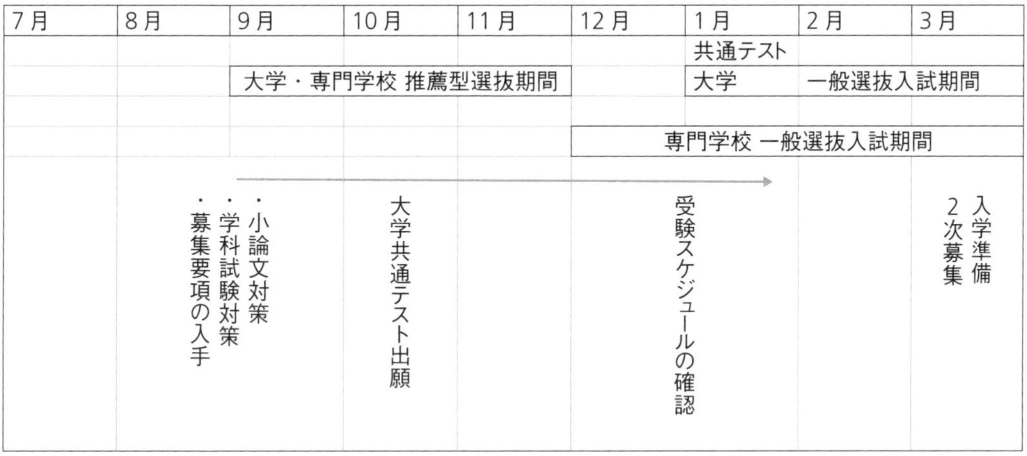

7月	8月	9月	10月	11月	12月	1月	2月	3月
						共通テスト		
		大学・専門学校 推薦型選抜期間				大学	一般選抜入試期間	
					専門学校 一般選抜入試期間 →			
	・募集要項の入手 ・学科試験対策 ・小論文対策		大学共通テスト出願			受験スケジュールの確認		入学準備 2次募集

・一般選抜入試科目は、各大学・専門学校でかなり異なります。大学入学共通テストを利用する場合、大学によって共通テストで課する科目ごとに配点が異なります。得意科目の配点が高い大学を選ぶと有利です。

・学校によっては英語資格・検定試験の基準以上のスコア保持者は、「外国語（英語）」の入学試験が免除となり、そのスコアを「外国語」入学試験の点数として換算できる大学もあります。内容を確認してください。

・各学校の受験日、学費納入日をチェックし受験スケジュールを検討します。

・受験校を決定し、受験科目を決定し、夏休みからは小論文対策、一般選抜入試対策と計画的に勉強しましょう。

・専門学校は学校推薦型選抜（推薦入試）推薦枠の人数が多く、一般選抜入試人数が少ない割合になる場合があります。

・併願校を2校程度受験するつもりで試験日程を調整しましょう。

3……学校推薦型選抜（推薦入試）対策

大学・専門学校共に、多くの学校には指定校推薦枠や公募推薦枠があります。自分の希望する学校からの指定校推薦枠・公募推薦枠があるのならば、迷わずエントリーしてみましょう。推薦の時期は10月から11月にかけて行われるところが多く、夏休み

前後には高校内の審査が行われます。

　学校推薦型選抜（推薦入試）のレースは1年生から始まっています。1〜3年生前期までの「成績の評定」が基準以上であること、欠席が少ないことが前提条件です。看護系学校はカリキュラムが密です。臨地実習も多くありますから欠席が多い人については「学習についていけるのだろうか？」と疑念をもたれやすいからです。

　前提条件をクリアした方は、自分の成績が指定校の推薦基準、公募推薦基準に達しているかを確認してみましょう。ただし合格した場合、入学することが前提なので「滑り止めにエントリーしたい」というわけにはいきません。この時点で気持ちを固めてください。

　学校推薦型選抜（推薦入試）には入学試験があります。小論文・面接というパターンが多く、一般教養試験がある場合もあります。各校の「試験要綱」をよく確認しましょう。

　小論文は過去問の文字数制限や作成時間を踏まえ、医療・福祉関連や社会問題などから自分でテーマを設定して書いてみましょう。高校の先生に添削してもらうことをおすすめします。面接も「看護師への志望動機」「受験校への志願理由」などを練習して臨みましょう。

　学校推薦型選抜（推薦入試）は人数枠があり「応募すれば必ず合格する」というわけではありません。一般選抜入試の準備もして臨みましょう。

4⋯⋯⋯総合型選抜対策

　総合型選抜入試は、受験生の目的意識・能力や意欲・学力を学校の求める学生像（アドミッション・ポリシー）に照らし合わせて選抜する試験方法です。学校は、エントリーした受験生に個別面談や課題提出などを課し、それらの内容を評価し合格基準に達していれば「出願許可」を出します。受験生が出願した後、最終的な合否判定を行います。総合型選抜入試は、毎年8月位からスタートします。看護系学校については実施校が少ないので、一般入試の準備も行いましょう。

3 | 保健師、助産師になるには

菊池麻由美

1………保健師になるには

❶保健師の仕事の特徴

　保健師には、大きく2つの働き方があります。①保健所や保健センターなどに勤務し、地域住民の健康保持増進をする「行政保健師」、②企業などに勤務し、働く人々の健康管理をする「産業保健師」です。加えて、学校など学生と教職員の健康管理を行う学校保健も保健師の仕事として説明することができますが、これは「養護教論になるには」の項で詳しく説明します。

〈行政保健師〉

　行政保健師は、保健所や保健センターなど行政の機関で、地域住民の健康の保持増進を図ることを目的とした保健サービスを行います。各地方自治体の採用試験に合格して公務員として働きます。

　地域で生活する住人が対象になりますから、あらゆる年齢層、あらゆる健康レベルの個人と家族、そして同じような課題や悩みを抱える集団に対して、さまざまな活動を行います。たとえば、妊娠や出産や育児にかかわる母子保健活動（妊娠相談、両親学級、虐待防止を含む育児相談と支援、予防接種、年齢別健康診査など）、高齢者や介護が必要な人々に対する転倒・骨折予防教室、介護などの相談と支援を行う高齢者保健・介護予防活動、精神疾患を抱えながら地域で生活する人々への相談と支援（引きこもり予防、抑うつや自殺予防対策など）を行う精神保健活動などの活動内容があります。活動内容は多岐にわたり、日々、さまざまな仕事を行っています。具体的には、朝のミーティングの後に課題を抱えて生活する住人の家庭訪問を行い、午後からは予防接種や年齢別健康診査、あるいは転倒・骨折予防教室や両親学級などの教育活動を運営し、その間に電話がかかってきた場合は相談に応じるような働き方をしています。

〈産業保健師〉

　産業保健師は、企業に看護職として雇用され、主に労働基準法と労働安全衛生法という2つの法規のもと、すべての労働者が生き生きと働けるように活動します。労働者の突発的なけがや体調不良の対応をすることも1つの役割です。看護師としての臨床経

験をもつ産業保健師の中には、その経験を活かしている人もいます。労働災害や事故予防の観点から位置づけられた産業保健師ですが、近年は生活習慣病予防のための教育支援、うつや自殺予防などのメンタルヘルス、過重労働にかかわる諸問題の対策などの活動も求められています。労働者個人に働きかけるだけでなく、職場組織に働きかけて労働者の健康の維持増進を図ることも産業保健師の重要な役割です。

　産業保健師の対象は働く人々ですから、主に15歳から64歳の生産年齢の家計を担う人々とその家族が対象となります。つまり、対象とする人は普段は比較的健康な人が多く、通常は従事する職業特有の病気や生活習慣病を予防する業務が中心となります。ただし、近年の疾病構造の変化から、がんを含む慢性の病気やうつなどの精神疾患の治療をしながら職業に従事する人が増えており、現在、産業保健師はさまざまな健康レベルの人を対象に、それぞれが生き生きと働けるように支援しています。

　産業保健師の業務内容は雇用する企業によってさまざまであり、健診結果の管理をする場合にはデータ管理のスキルが、健康管理の施策を担当する場合には資料作成やプレゼンテーションのスキルが求められます。また雇用形態も企業によってさまざまで、正社員雇用ではなく、契約社員として募集している企業もあります。産業看護師は夜勤がなく、土日休みが一般的であり、ワークライフバランスが取りやすいといえるでしょう。ただし、産業保健師を雇用する企業数に比べて志望者が多く、倍率は40倍とする報告[2)]もあります。

　厚生労働省の調査[3)]では、2018（平成30）年時点で就業している保健師は52,955人（男性：1,352人、女性：51,603人）で、2016（平成28）年に比べ1,675人（3.3％）の増加です。男性保健師数が多いことに注目してください。男性看護師数も急増しており、今後ますます増えることが期待されています。

　就業場所別に見ると、保健所が構成割合の15.3％（8,100人）、市区町村が56.0％（29,666人）を占めており行政保健師が最も多いことがわかります。一方で事業所に勤務しているのは6.3％（3,349人）でした。また病院や診療所、訪問看護ステーションなどに勤務している保健師もいます。特に介護保険制度導入以降は介護保険施設等（「介護老人保健施設」「介護医療院」「指定介護老人福祉施設」「居宅サービス事業所」「居宅介護支援事業所」など）や社会福祉施設で働く保健師数が増えています。また、開発途上国など海外で、母子保健活動や衛生教育・感染症対策などの国際地域保健活動を行う保健師もおり、活躍の場は拡大しています。

❷保健師のカリキュラム

保健師助産師看護師法は「保健師になろうとするものは、保健師国家試験及び看護師国家試験に合格し、厚生労働大臣の免許を受けなければならない（第7条）」と定めています。つまり、保健師になるには保健師と看護師の両方の免許を取ることが必要です。看護師の免許を取得する方法については別項で説明しましたので、ここでは保健師の免許を取るための方法やカリキュラムについて説明します。

保健師の国家試験の受験資格は、文部科学大臣の指定する学校（大学院、大学、短期大学、専修学校）、または厚生労働大臣の指定する保健師養成施設で1年以上の課程を修了することで得られます。これには下記2通りの場合があります。

①看護師国家試験を受験した後に保健師教育を受ける場合

看護師国家試験を受験した後に保健師教育を受ける場合には、看護師国家試験を受けた後すぐに保健師をめざす場合と、看護師免許をもって働いた後に保健師をめざす場合が含まれます。複数の学び方がありますので、自分がどの学校を選ぶかをよく考えて進学先を決める必要があります。

1つは、履修期間が1年間の保健師学校（専修学校・保健師養成施設）や短期大学専攻科で学ぶ方法があります。このほかに、履修期間が2年間である大学院修士課程で学ぶ方法があります。大学院では研究活動も行います。大学院を修了すると保健師国家試験受験資格と共に修士号の学位を得ることができます。近年、学部には看護師教育課程のみを設置し、保健師養成課程は大学院修士課程で行う大学が増えてきています。看護系大学院や大学、短期大学、専修学校のすべてが保健師養成課程をもっているわけではないので注意してください。

②看護師教育と保健師教育を同時に受ける場合

大学の中には、看護師教育課程と保健師養成課程を統合したカリキュラムをもっている学校があります。また、学校数は少ないですが、高等学校卒業者に受験資格がある看護専門学校総合カリキュラム校（4年）では、4年間で全員が看護師と保健師の受験資格を得られます。つまり、これらの学校では、4年間で2つの国家試験受験資格を取得することができます。

看護系の大学のすべてに保健師養成課程があるわけではありません。また、保健師養成課程があっても、学内選抜制、つまり定員が決まっていて、希望しても入学生全員が保健師養成課程を選択できるわけではない大学もあります。保健師課程進学を希

望して大学受験をする方は、注意深く確認して大学を決めてください。

　上記に述べてきたように、保健師になるにはさまざまな方法があり、統合カリキュラムで4年間かけて看護師と保健師になるための学修を同時にする場合、短期大学専攻科や保健師学校（専修学校・保健師養成施設）で1年間かけて学ぶ場合、大学院修士課程で2年間かけて学ぶ場合では、カリキュラムに違いはあります。いずれの場合も、講義、技術習得や総合的な実践力を育成するための演習、および保健師の活動の見学や同行、指導下での実施などさまざまなレベルの実習によってしっかりと学びます。

　保健師国家試験の受験科目は公衆衛生看護学、疫学、保健統計学及び保健医療福祉行政論です。2020（令和2）年2月14日に行われた第106回保健師国家試験の受験者数は8,233人（うち新卒者7,318人）で、合格者は7,537人（うち新卒者7,050人）です。合格率は91.5％（うち新卒者96.3％）でした。合格率は例年多少波があるものの、平均して85％程度が長く続いており、きちんと真面目に学んでいれば合格できる難易度といえるでしょう。

❸保健師に向いている人

　保健師の活動はとても幅広く、どのような人が保健師に向いているかと一概にはいえませんが、広い視野をもって多くの人々に同時に目が配れる人は保健師に向いているといえるかもしれません。また、施設の外に出て多くの対象者に会ったり、いろいろな組織や専門職と相談して活用できる資源を開拓してつないでいくことが求められますので、人にかかわることが好きで、コーディネート能力をもっているとよいと思います。保健師教育にかかわる筆者の同僚は、俗にいう「おせっかいな人」が保健師に向いていると教えてくれました。

2………助産師になるには

　赤ちゃんが生まれてくることを助ける助産師にあこがれて、筆者の勤める大学に入学してくる看護学生もたくさんいます。赤ちゃんの可愛さと共に、生命の誕生という喜びを共有できることに惹かれるのでしょう。

　助産師とは「厚生労働大臣の免許を受けて、助産又は妊婦、じょく婦若しくは新生児の保健指導を行うことを業とする女子をいう（保健師助産師看護師法第3条）」と定められています。つまり、助産師とは、大学や助産師養成所において所定のカリキュラムを修了した後に、助産師国家試験に合格し、助産師免許という国家資格をもって

働く女性のことをいいます。「男性の産科医師がいるのに！」と思われる方もいるかもしれませんが、現在のところ、男性は助産師になれません。

　助産師と産科医師はどちらもお産にかかわる職業ですが、助産師は正常分娩のみに対応します。妊娠や出産、産褥は、そもそも病気ではなく、女性に起きる正常な過程です。ただし、その過程では予想外のことが起きること、つまり異常に転ずることがあります。異常分娩に対応するのは医師の役割です。正常分娩に対応すると共に、母子の状態に異常を発見した場合、帝王切開などの異常分娩になる可能性を見極め、医師に引き継ぐのも助産師の役割です。

　日本には昔から分娩の介助をはじめ妊産婦の世話・指導・相談、新生児の世話など、女性や家族に寄り添う「産婆」という職業があり、人々から尊敬されてきました。産婆は明治時代から国家資格となり、1948（昭和23）年に「助産婦」、2002（平成14）年に「助産師」に名称が変更されました。

　助産師の仕事は助産、つまりお産を支援するだけではありません。妊娠中や出産後の保健指導も行います。なかには、うれしいことばかりではない仕事も含まれます。助産師がどのような職業なのか、また助産師になる方法について、以下に説明します。

❶ 助産師の仕事の特徴

　2018（平成30）年現在、全国で36,911人の助産師が働いており、そのうち62.9%（23,199人）は病院で、22.1%（8,148人）は診療所で勤務しています。また、5.7%（2,103人）は助産所で働いています[3]。助産所とは「助産師が公衆又は特定多数人のためその業務（病院又は診療所において行うものを除く）を行う場所」（医療法第2条）のことです。助産師は、開業して助産業務を自立して実践できる開業権をもっています。また、4.4%（1,659人）の助産師は保健所、都道府県、市町村で働いています。

　病院や診療所では、助産師が妊婦・じよく婦（以下、褥婦とする）の健康診査や保健指導を行う「助産師外来」があり、妊娠中から出産、育児などの一連のプロセスを通して助産師がかかわりますので、妊産褥婦の安心感につながり、助産師のやりがいにもなっています。

　また、産科医師の減少に伴い、お産ができる施設が減少した影響もあって、「院内助産システム」という仕組みができました。国による推進事業の効果もあり、全国で院内助産・助産師外来に取り組む施設が増えています。「院内助産システム」は、文字通り「院内にある助産システム」というイメージです。病院内で助産師が主体となって

妊産婦および産後の母子に対してケアを提供します。特にリスクの低い分娩は助産師によって行われ、何か異常があれば、すぐに院内で帝王切開などの緊急対応ができます。助産師による継続的なケアと緊急時の迅速な医療とが両立する体制ですので、妊産褥婦にとっても安心・安全な仕組みといえます。

　助産師の働く場は、約90％が病院・診療所ですが、近年は保健所、保健センター、母子保健センターなどでも、妊娠や出産だけにとどまらず、女性の健康にかかわるあらゆる相談を受けています。国や年齢をこえて多くの女性をサポートする存在でもあります。WHO（世界保健機関）やJICA（独立行政法人国際協力機構）といった国際機関、国境なき医師団などの団体の募集に応じて、発展途上国における分娩介助、産後ケアなどについての指導、教育や啓蒙活動を行っている人もいます。この場合、助産師としての十分な経験、特にハイリスクや異常分娩介助の経験が求められます。また、現地の人たちとの暮らしに溶け込みやすい資質や語学力も必要です。世界中で、女性や家族が安心して新しい命を生み育てるための高い能力を備えた助産師の活躍が期待されています。

❷助産師になるためのカリキュラム

　保健師助産師看護師法は「助産師になろうとするものは、助産師国家試験及び看護師国家試験に合格し、厚生労働大臣の免許を受けなければならない（第7条）」と定めています。つまり、助産師になるには助産師と看護師の両方の免許を取ることが必要です。ここでは助産師の免許を取るための方法やカリキュラムについて説明します。

　助産師の国家試験の受験資格は、文部科学大臣の指定する学校（大学院、大学、短期大学専攻科、専修学校）、または厚生労働大臣の指定する助産師養成施設で1年以上の課程を修了することで得られます。これには下記2通りの場合があります。

①看護師国家試験を受験した後に助産師教育を受ける場合

　看護師国家試験を受験した後に助産師教育を受ける場合には、看護師国家試験を受けた後すぐに助産師をめざす場合と、看護師免許をもって働いた後に助産師をめざす場合が含まれます。保健師同様、助産師になるための学び方は複数ありますから、それぞれの特徴を知って、自分が学ぶ学校を選択する必要があります。

　助産師学校（専修学校・助産師養成施設）や大学・短期大学の専攻科・別科では、1年間の履修期間で助産師国家試験受験資格が得られます。一方、大学院修士課程は、履修期間は2年間で、修了すると助産師国家試験受験資格と共に、修士号の学位が得ら

れます。大学院や大学・短期大学の専攻科の受験には学士号の学位、つまり大学の卒業が条件となりますが、別科は専門学校卒業生も受験が可能です。また大学院や大学・短期大学の専攻科の中には、専門学校の卒業生にも門戸を広げている学校もありますので、大学院受験の際には学校に問い合わせるとよいでしょう。

②看護師教育と助産師教育を同時に受ける場合

　卒業と同時に看護師と助産師両方の国家試験受験資格を取得したいと考える場合、助産師養成課程をもつ大学に進学する方法があります。看護師国家試験と助産師国家試験の双方に合格した場合、卒業後すぐに助産師として働くことができます。効率がよいように見えますが、看護師と助産師の勉強を同時に進めなくてはいけないので、学業はハードなものになるでしょう。

　すべての看護系の大学に助産師養成課程があるわけではなく、ある場合でも助産師養成課程の定員が決まっていることが多いです（定員は大学によって差があります）。希望する学生全員が受講できるとは限りません。成績などにより学内で選抜が行われます。看護師教育と助産師教育を同時に受けたい場合、受験する大学に助産師養成課程があるかどうかや、選抜の方法などを確認することが重要です。

　助産師になるための教育課程では、まず女性の健康について、妊娠、出産、産褥（出産後、非妊娠期の状態に戻っていく過程）について、新生児についてなどを学内で学びます。それらの知識や技術を身につけたら、実習に行きます。

　学生は病院や助産所で、妊娠期から分娩期、産褥期、新生児期の実習を行います。助産師と共に妊婦検診や保健指導を行ったり、分娩期の産婦や家族を受けもって分娩介助、分娩後の産婦と家族のケアも行います。助産実習では正常分娩の介助を10例以上経験する必要があり、泊まり込みになることもあります。学校によって実習の内容や期間は異なりますが、病院や助産所以外に、家庭訪問や小中学校での思春期教育、また不妊や更年期にある方へのケアなど、女性のライフサイクル全般にかかわる実習をします。

　助産師国家試験の受験科目は、基礎助産学、助産診断・技術学、地域母子保健及び助産管理です。2020（令和2）年2月16日に行われた第103回助産師国家試験の受験者数は2,105人（うち新卒者2,098人）で、合格者は2,093人（うち新卒者2,088人）でした。合格率は99.4％（うち新卒者99.5％）でした。前年の102回助産師国家試験の合格率は99.6％（うち新卒者99.9％）であり、いずれも90％をこえています。しかし、既卒者

の合格率は第103回では71.4％でした。毎年、既卒者の合格率は新卒を大きく下回ります。在学中にしっかり学ぶことが重要であることは間違いありません。

❸助産師に向いている人

　医療の進んだ現代ですが、出産は依然として命がけです。母子の安全・安心が何より重要です。多岐にわたる助産師の仕事ですが、特にお産に立ち会う場で働く助産師には、急な変化に対応する判断力と行動力が求められます。先にも述べたように、助産師が医師の指示なしに行える行為は、正常な分娩の介助と定められています。ただし「臨時応急の手当をし、又は助産師がへその緒を切り、浣腸を施しその他助産師の業務に当然に付随する行為をする場合は、この限りではない」と保健師助産師看護師法第37条に規定があります。お産の進行中に正常ではない状態を察知し、異常を見つけたら直ちに医師に依頼する迅速性と連携が必要です。

　また、特に助産所で働く助産師は、お産が重なったり、お産の進行に時間がかかった場合には勤務時間が長時間にわたることも想定されます。まずは体力が必要であり、健康管理能力が求められます。さらに、生命の誕生という幸福なイメージが強い助産師の仕事ですが、流産や死産（生まれてくる前に、子宮内で胎児が死亡してしまう）、早産で生まれた新生児の死亡などつらい場面に出会うこともあります。身体的にも精神的にも「タフな人」が助産師に向いているでしょう。

appendix　養護教諭になるには

　小・中・高等学校の保健室の先生にあこがれる人も多いのではないでしょうか？

　保健室の先生のことを「養護教諭」といいます。養護教諭は学校全体の保健管理を行う役割を担っており、主な仕事は生徒・学生・教職員のけがや病気に対する応急処置、けがや病気の予防・健康増進のための教育、保健室相談対応、健康診断の実施と健康状態の管理、学校の水質や空気検査、などです。

　養護教諭になるには、①看護学や教育学、心理学、体育や健康関連の学部などで養護教諭育成課程を修了して養護教諭免許を取る、あるいは②看護学部、看護専門学校で所定の科目を4科目8単位履修し、かつ保健師の免許を取得し養護教諭免許を取る方法があります。

　「養護教諭免許状」には「一種免許状」と「二種免許状」、「専修免許状」があります。「一種免許状」は資格取得が可能な、指定の大学の養護教諭育成課程を修了すると

取得できます。一部の看護系の学部だけでなく、教育学部養護教諭養成課程でも取得可能です。「二種免許状」は指定の看護系大学や短大などで所定の4科目8単位を修得し、加えて保健師資格を得た場合に取得できます。「二種免許状」取得後、指定教員養成機関で養護や教職に関する科目を修得することで「一種免許状」の取得が可能です。「専修免許状」は上述した大学の養護教員養成学部で所定の単位を取得し、大学院を修了すると取得できます。

　看護師から養護教諭になる場合、文部科学大臣が認定する「指定教員養成機関」で所定の単位を修得することで一種免許状を取得することができます。「養護教諭免許状」を取得した後、教員採用試験に合格すれば、養護教諭として働くことができます。免許状の種類によって、職務上の差はありません。採用数が少ないため、採用倍率は高いです。都道府県ごとに倍率に大きな差がありますが、東京都では公立学校の養護教諭の採用倍率は8倍程度で推移しています。

　最近では重度の疾患をコントロールしながら学校生活をおくる子どもや、不登校・虐待など社会的・精神的な問題をもっている子どもが増えています。学校カウンセラーや保健師、医師などと協力しながら心身のケアをすることが求められます。看護師の資格や経験がなくても養護教諭にはなれますが、看護師資格や臨床での経験は、上記のような状況に対応する力となるでしょう。

　小学校から高等学校までの生徒にかかわる養護教諭の仕事をする筆者の知人は、内科と外科での臨床経験が病気やけがへの対応だけでなく、多職種との連携や保護者とのかかわりにも役立っていると教えてくれました。また、シビアな現実に直面するので「子ども好き」だけでは務まらないけれども、原則的に夜勤がない養護教諭の仕事はワークライフバランスを取りやすく、就職のチャンスが得られれば、看護職の生涯の仕事としてとても魅力的だとも話していました。

引用文献

1）政府統計の総合窓口ホームページ：令和2年度「看護師等学校養成所入学状況及び卒業生就業状況調査」
　　https://www.e-stat.go.jp/stat-search/files?page=1&toukei=00450141&tstat=000001022606（2021年6月28日確認）
2）サンチエホームページ：産業保健師・産業看護師になるには？
　　https://sanchie.net/kango1（2021年6月28日確認）
3）厚生労働省ホームページ：平成30年衛生行政報告例（就業医療関係者）の概況
　　https://www.mhlw.go.jp/toukei/saikin/hw/eisei/18（2021年6月28日確認）

4 | 社会人経験のある人が看護師になるには

安井静子

1……社会人経験者が歓迎される理由

看護師をめざして進学を考えている人は、現役高校生だけでなく「社会人経験者」も少なくありません。

社会人経験者とは、「看護学以外の専攻で大学を卒業した後に看護師を志す看護学生や、社会人として一定の就労経験を経た後に看護師を志す看護学生」（厚生労働省：「看護師養成所における社会人経験者の受け入れ準備・支援のための指針」より）と本書では定義します。

筆者は社会人経験者から「年齢で不利になるのでは？」「年齢で不合格にされるのでは？」とよく質問を受けますが、マイナスになるどころか、むしろプラスになることの方が多いと感じています。その理由は、現役高校生より豊富な人生経験や社会経験があるからです。それまでに培ってきた経験を看護にも活かすことができます。年齢に上限要件を設けている学校はあまり見たことはありません。それどころか、最近は、入学試験に社会人枠を設ける学校が増加傾向にあります。

不足する看護職員を補うための看護職員確保対策の1つとして、大卒・短大卒者等を含む社会人経験のある学生の受け入れにより積極的に取り組むことが求められています。進学を検討している社会人経験者の皆さん、看護の業界は皆さんを大歓迎です。悩む前に、まずは挑戦してみませんか。

2……社会人経験者の進学状況

それでは実際に、どのくらいの社会人経験者が看護師をめざしているのでしょうか。

やや古いデータになりますが、日本看護学校協議会が2012（平成24）年度に行った調査によると、総在籍数に占める社会人経験者の割合は23.7%です[1]。さらに、同協議会ホームページの"社会人の入学に関する《Q&A》"に、全国会員校における社会人経験者の在籍数は、全学年総在籍数の15%〜49.6%[2]との記載があります。

また、毎年度調査が行われている「看護師等学校養成所入学状況及び卒業生就業状況調査」（令和2年度）[3]によると、看護師をめざして大学や短期大学・専門学校に入学

した人の総数は、全国で5万4,315人です。そのうち、25歳以上の社会人経験者は2,975人（うち、40歳以上は375人）です。その割合は、専門学校で10.3％、短期大学で2.9％、大学で0.5％と、専門学校の割合が多くなっています。

そこで、社会人経験のある方が看護師をめざす場合、どのような道があるのか紹介していきたいと思います。

3………看護専門学校（3年）に入学

看護専門学校には、都道府県管轄の看護師養成所と文部科学省管轄の看護師学校とがあり、多くが都道府県管轄です。どちらも修業年限は3年間のため3年課程と呼び、2020（令和2）年度現在全国に558校（うち定時制7校）あります。認可を受けた3年課程の学校や養成所（以下、看護専門学校）を卒業すると同時に、看護師国家試験の受験資格を得ることができます。看護系大学を卒業した人、看護専門学校を卒業した人、どちらも同じ看護師国家試験を受けます。

国家試験の日程や会場等については、毎年8月1日の官報で公表されます。例年、看護師国家試験は2月中旬に行われ、合格発表は、試験の約1か月後の3月25日前後になされます。合格後は、各自で看護師籍登録のための申請をし、その登録が完了すると、手元に「看護師免許証」が届き、晴れて国家資格を取得した看護師として働くことができます。日本の看護師免許は一生涯有効な終身免許ですが、諸外国の多くは更新免許制になっています。

❶社会人入学枠

看護専門学校によっては、社会人入学枠を別に設けて入学試験を実施している学校もあります。年齢や就業要件等の入学試験の受験資格や受験科目が同一とは限りません。そのため、社会人入学枠で入学試験を受ける場合、入学希望校の募集要項等を取り寄せたり、ホームページで確認するなどして事前に調べておくとよいでしょう。

社会人経験者にとって、仕事や子育てをしながら進学の準備をすることは大変なことです。また、高等学校卒業後、本格的な勉強にブランクがあると、「受験になかなか踏み込めない」とか、「入学後、学習についていけるか不安」という声もよく聞かれます。しかし、社会人入試制度を導入している専門学校は、論文と人物考査のみとしている学校が多いため、過去問題を中心に対策を講じることで、受験が可能です。ちなみに、筆者の勤務する学校のオープンキャンパスでは、それぞれの入試枠で入学した

在校生から受験対策の経験談を聞く時間を設けています。そのような場に出向いて参考にするのもおすすめです。

　専門学校では、社会人入試の人数枠が一定程度あること、受験科目が準備しやすいことなどの理由から、社会人経験者の割合が結果的に大学と比べて多いのではないかと考えます。また、残念ながら社会人入試で合格に至らなかった場合、同じ年の一般入試にチャレンジする機会もありますので、あらかじめ両方の試験を視野に入れて準備されることをおすすめします。

　さらに、看護専門学校の一般入試の受験科目は科目数が少ない学校が多いため、その点においても社会人経験者にとっては受験の準備がしやすいというメリットがあります。ちなみに都立看護専門学校（都内7校）の一般入試科目は、古典を除く国語総合、数学Ⅰ、コミュニケーション英語Ⅰの3科目です。入学を希望する学校の受験科目等あらかじめ調べておくとよいでしょう。

　全国でどのくらいの学校が社会人入試枠を設けているのか、正確なデータはありませんが、日本看護学校協議会の会員校調査によると、社会人入試実施施設は2018（平成30）年現在154校[4]と紹介されています。また、大手進学塾の看護医療系入試特集号（2020年）[5]によると、社会人入試を実施している看護専門学校（青森県〜神奈川県の地域での抜粋による）は、105校（2学科を併設している学校は1校として計上）との記載があります。

　学校による違いはありますが、定員の20〜30％が社会人募集枠となっているところが多いでしょう。一例として、社会人入学試験は、一次試験が論文試験、二次試験は一次試験合格者に対して人物考査によって行われ、受験倍率は3倍〜4倍前後という状況の学校があります。

❷社会人経験者の特徴

　社会人経験者の主な前職は、その年度によっても違いがありますが、看護補助者や介護職、保育士、公務員、一般企業勤務者などさまざまです。

　前職が看護補助者や介護職、介護助手だった人の多くは、自分のできる仕事の範囲に限界を感じた経験が看護師をめざす動機になっているようです。具体的には、実際に医療現場や介護施設等で働いていた際、患者さんや利用者さんに緊急を要する状態の変化が生じた際、「何もできなかった」と悔しい思いをしたことがきっかけとなっていました。「自分に知識と技術があれば、もっと早く苦痛を和らげることができたの

に」や「病状が悪化する前にもっと早期に対処できたのに」などの悔しい経験が、入学の明確な動機になっています。そのため、熱心に学業に取り組む人が多いと感じます。また、就業経験による社会生活における挨拶や言葉使いのマナーなどが身についているため、よき手本になっています。現役生からは頼りにされることが多く、さまざまな場面でリーダーシップを発揮しています。さらに、課題提出や自己学習時間など全般的な私生活との両立では、隙間時間を上手に活用するなど、時間管理も工夫しています。

しかし、そうはいっても個人差は否めません。社会人経験者ということで「現役生よりしっかりしていなくては」とか「年齢にあった責任や役割をしなくては」などと自分自身を過剰に追い込むと、空回りしてうまくいかない場合も見受けられます。

看護師としての学習や技術の習得は、現役生であろうと社会人経験者であろうとも、スタート地点は全く同一です。教員もそのように接していますので、気負わず、自分を追い込むことなく看護の学習に取り組むことが大切です。

❸社会人経験者と現役専門学校学生との関係

社会人経験者からオープンキャンパスなどで「現役の学生さんとは年齢差があるので、学校生活がしづらいのでは？」という質問が多く聞かれます。しかし、案ずるより産むが易しです。全校生徒の約4割前後が社会人経験者という学校もありますが、入学後すぐに打ち解け、どの社会人経験者からも「思っていたより溶け込みやすかったです！」という声が口々に聞かれます。

現役学生は、社会人経験者から、その行動や考え方、判断の仕方など、学ぶことが多くあり、一目置いて尊敬しているようです。社会人経験者からは、現役生のフレッシュさや素直に学ぶ姿勢等に刺激を受けることが多く、お互いの強みをとらえ歩み寄りの関係性ができている証だと感じています。

学校による違いがありますが、入学時、40歳代前半の年齢の人は毎年若干名必ずいます。中には、50歳を超えて入学する人もいます。ただ、就職試験の際、年齢制限を設けている病院もありますので、1年次から早めの就職対策が必要になります。

また、入学後に単位が免除される制度もあります。入学前に、放送大学やその他の大学もしくは高等専門学校または医療系の資格を取得する学校や専門学校を卒業（含中退）した場合は、単位の認定制度が認められています。あくまでも本人からの申請に基づき、認定するかどうか入学校で審査がなされますので、大学等を卒業されてい

る方は問い合わせてみましょう。

　単位が認定された科目は、出席しなくてもよい時間になりますので、その時間を使って、課題等のレポート作成や予習復習の時間に充てるなど、有効活用できます。さらに学校によっては、社会人入試・推薦入試の合格者に対し、12月頃に看護専門学校ならではの講義（専門基礎分野の科目：たとえば形態機能学）の授業参観などの取り組みがあります。

　これは社会人・推薦入学の合格決定時期が11月と早く、入学までの時間を有効活用するための工夫として、行われているものです。社会人経験者の中には、本格的な学習に取り組む生活が久しぶりという人も少なくありません。授業参観は、看護専門学校入学後の学習がイメージできるというメリットがあり、入学までの期間の過ごし方についてヒントが得られます。

　授業参観終了後は、少人数に分かれ、参観した授業の感想や今後の入学までの時間の使い方、不安など自由に意見を述べ合う時間を作り、最後は、それぞれグループで出た意見を発表し、情報を共有しています。この授業参観がきっかけで新しい友人ができ、入学後の不安の軽減に役立ったという声が毎年聞かれます。さらに、入学までの間に読んでおいたほうがよい書籍の紹介や、復習しておいたほうがよい内容についてもガイダンスして、不安なく入学してもらえるように工夫しています。

　学校によっては、学費の減免制度や学費の分割納入などの対応をしているところもありますので、直接学校に問い合わせてみましょう。

4………4年制大学に入学

❶社会人入学制度のある大学はあるのか

　社会人経験者が看護師をめざして進学する場合、学費や教育年限等から、専門学校への進学を決める方が多いように感じています。しかし、大学で看護を学問として系統的に学びたいという方、将来、研究職として看護を極めていきたい方などは、大学への進学も1つの選択肢でしょう。

　冒頭でも紹介した通り、看護系大学への社会人入学者（25歳以上）の割合は、0.7%との結果が出ています。専門学校に比較すると、数の上ではそんなに多くはありませんが、大学卒業者枠を設けている大学もあります。全国に、どのくらいの大学が社会人入学枠を設けているか正確な数字はわかりませんが、大手進学塾の2021年度入試用

看護医療系入試特集号[6) によると、社会人入試制度を取り入れている学校は、国公立大学12校、私立大学49校、短期大学4校と紹介されています。募集人数は1～2名、若干名としている学校がほとんどで、狭き門になっています。入試方法は、小論文と面接が多く、一部の学校では学力試験を課しているところもあります。社会人枠での受験を考える際は、募集要項やホームページで確認し、正確な情報を入手して準備を進めていきましょう。

　わが国では、不足する看護職員の確保対策の1つとして、大卒社会人経験者等を対象とした養成制度が提案されています。さらに、18歳人口が減少するなか、今後ますます社会人経験者のための入試制度を導入する学校は増えていくものと思われます。

❷社会人経験者の特徴

　看護専門学校の項でも述べたように、大学でも同様な特徴があげられます。もちろん、個人差はあると思いますが、一般的に、入学の動機が明確なため学習に臨む姿勢ができていること、今までの学業経験や就業経験を活かし、リーダーシップの発揮や社会一般のマナーが身についていること、などです。

　専門学校に比べると、履修期間が4年間必要なことや一般的に高額な学費がかかることなどの理由もあり、年齢層の高い学生は少ないようです。ただ、専門学校のようにカリキュラムが過密ではないため、実習の予定がないインターバル期間にアルバイトをしている学生もいます。履修に必要な学費の準備を整えて受験に臨まれるとは思いますが、それぞれの大学で特待生制度や奨学金制度を設けている大学もありますので、あらかじめ調べておきましょう。

❸社会人経験者と現役大学生との関係

　社会人経験者で大学に入学してくる学生は、現役生に近い年齢の人が多いです。また、年齢の幅は、専門学校ほど大きくはありません。そのため、現役生とのギャップをほとんど感じることなく、仲間と打ち解けています。現役生との関係性についても、お互いがそれぞれのよさを認識していますので、ぎくしゃくすることなくよい関係が築けています。看護学生の特徴なのかもしれませんが、看護の対象が全年齢層であるため、学生時代から壁を作ることなくかかわろうとする姿勢が強いように感じます。

5……金銭面の補助

　将来、看護師として社会に貢献したいという志をもった学生が、経済的な理由で夢

を諦めてしまうことのないように、さまざまな制度があります。

　今の仕事を辞めて新たに3年ないし4年間学業に専念するということは、経済的な面で不安に感じる人も少なくありません。あらかじめ学業に必要な貯蓄を備えて入学してきたとしても、日々の生活で全く収入が途絶えてしまうのは厳しいことです。ましてや子育てをしながら看護師をめざす人は、子どもの保育費や教育費の出費にも備えなければなりません。

　主に活用頻度の高い奨学金制度や専門実践教育訓練の教育訓練給付金について、紹介します。奨学金については、59頁の「学生生活にかかわる費用」でも触れていますので、参照してください。

　まず、入学する学校の奨学金制度を活用する方法ですが、それぞれ学校によって、貸与の要件や条件、返済の有無や就労による返済免除など、種類も金額もさまざまです。また、ある一定以上の成績要件を満たす学生に対し、特待生制度や給付型奨学金制度を設けているところもあります。経済的事情を抱えていて心配な人は、入学前に相談してみることをおすすめします。

　次に、専門実践教育訓練の教育訓練給付金の活用についてです。

　この制度は、2014（平成26）年10月から教育訓練給付金の支給内容が拡充されました。雇用保険の被保険者期間が通算して2年以上ある人が、厚生労働大臣の指定を受けている看護師養成所の講座を受講する場合に、教育訓練経費のうち50％相当額（年間上限40万円）、さらに資格取得し、就職等した場合には教育訓練経費のうち70％相当額（3年間上限168万円を超える場合、その金額から教育訓練期間中に支給した額との差額）が追加で支給される制度です。

　社会人経験のある人がこの制度を活用するためには、入学する看護専門学校が専門実践教育訓練の講座として指定を受けていることが条件になります。そのため、入学を考えている学校がその指定を受けているかどうか、あらかじめ確認しておきましょう。申請の手続きは、受講開始日の1か月前までに行う必要があります。申請の窓口は、原則、住所を管轄するハローワークです。

　詳細を知りたい方は、インターネットで「教育訓練給付金」を検索するか、最寄りのハローワークでも閲覧できます。

引用文献

1）日本看護学校協議会編：看護師養成所の管理・運営等に関する実態調査，2013，p.9.
2）日本看護学校協議会ホームページ：社会人経験者の入学に関する《Q&A》
  http://www.nihonkango.org/exam/faq.html（2021年6月28日確認）
3）政府統計の総合窓口ホームページ：令和2年度「看護師等学校養成所入学状況及び卒業生就業状況調査」
  https://www.e-stat.go.jp/stat-search/files?page=1&toukei=00450141&tstat=000001022606（2021年6月28日確認）
4）日本看護学校協議会ホームページ：社会人入試実施施設
  http://www.nihonkango.org/exam/institution/index.html（2021年6月28日確認）
5）ena新宿セミナー：プレグレス7，No182，2020，p.43-46.
6）前掲5），p.38-43.

5 | 准看護師から看護師になるには

1………准看護師とは

　准看護師とは、「都道府県知事の免許を受けて、医師、歯科医師又は看護師の指示を受けて、傷病者若しくはじよく婦に対する療養上の世話又は診療の補助を行うことを業とする者をいう」と、保健師助産師看護師法の第6条に規定されています。准看護師制度は、第2次世界大戦後の復興期にあった日本において、看護師需要の急激な高まりを受け、短期間に資格取得できる制度として発足しました。

　保健師助産師看護師法（当時は保健婦助産婦看護婦法）は、看護職の免許・試験・業務・養成などについて規定する法律として、1948（昭和23）年に制定され看護婦は甲種・乙種に区分されました。

　当時の日本は、女性の高等学校進学率が30％台と低く、高い教育水準の看護婦だけでは必要な人数をまかなえない状況だったことが背景にあります[1]。すなわち、高等学校卒業を入学要件とし、さらに3年の看護教育を受けた後、国家試験に合格した甲種看護婦の数を十分に増やすことは困難でした。そのため、中学校卒業を入学要件とし、2年の看護教育を受け、都道府県知事の免許を取得する「乙種看護婦」制度が作られたのです。当時の名称は、国家資格をもつ看護師は「甲種看護婦」、都道府県知事免許の看護婦は「乙種看護婦」と呼ばれていました。

　やがて、1951（昭和26）年に同法が改正され、看護婦の甲種・乙種の区別を廃止し、新たに准看護婦制度が設けられました。その後も、看護師の養成制度については、廃止し一本化する方向で幾度となく検討されてきましたが、変更されることなく現在に至っています。しかし、徐々に養成数は減少傾向にあります。

　准看護師の資格をもつ人の中には、高等学校を卒業していないため准看護師をめざした人、高等学校を卒業していても看護師の養成制度についてよく知らずに准看護師の学校に進学してしまった人、経済的な理由で働きながら資格を取る目的で准看護師を選択した人、とその背景もさまざまです。

　准看護師の業務は、看護師と同様に「療養上の世話」と「診療の補助」と保健師助産師看護師法に規定されていますが、准看護師は"医師、歯科医師又は看護師の指示

を受けて"という条件がつきますので、自らの判断で業務を行うことはできません。そのため、どんなに経験年数を重ねたベテラン准看護師であっても、人に指示を出すような立場につくことはできず、もちろん管理職にもなれません。高等学校を卒業している人で、看護師をめざしたい人は、ぜひ回り道をせず、最初から看護師資格取得をめざして進学し、就職後の自身のキャリアについても考えてほしいと思います。

2………准看護師資格をもつ人が看護師資格を取得する方法

❶2年課程全日制（教育年限2年）

　一般的なのが、全日制の2年課程への進学です。一般的に、「進学コース」といわれています。全日制とは、日中にのみ授業が組まれているコースで、教育期間は2年です。このコースは、働きながらではなく、学業に専念して学んでいくことになります。働きながら資格取得をめざす人のためのコースには、後述する定時制や通信制のコースがあります。

　2年課程（全日制・定時制）に進学するには、次の入学要件が必要です。

　①准看護師免許を有していること

　②免許を得た後3年以上業務に従事していること又は高等学校若しくは中等教育学校を卒業していること

　2020（令和2）年度の「看護師等学校養成所入学状況及び卒業生就業状況調査」によると、2年課程の学校数は全国で159校あり、全日制57課程、定時制86課程、通信制16課程[1]となっています。

　2023（令和5）年度には、カリキュラムの改訂が予定されています。現行カリキュラムより2単位増え、情報通信技術（ICT）を活用するための基礎的能力を養うことや、臨床判断能力の基礎を養うこと、多様な場で生活する人々を理解し捉える力をつけること、多職種との協働・チーム医療の強化などが追加されました。

〈基礎分野：8単位〉

　科学的思考の基盤、人間と生活・社会の理解で合わせて8単位

〈専門基礎分野：14単位〉

　人体の構造と機能、疾病の成り立ちと回復の促進で合わせて10単位、健康支援と社会保障制度が4単位

〈専門分野：30単位〉

　基礎看護学6単位、地域・在宅看護論5単位、成人看護学3単位、老年看護学3単位、小児看護学3単位、母性看護学3単位、精神看護学3単位、看護の統合と実践4単位

〈臨地実習：16単位〉

　基礎看護学2単位、地域・在宅看護論2単位、成人・老年看護学4単位、小児看護学2単位、母性看護学2単位、精神看護学2単位、看護の統合と実践2単位

　前述の「看護師等学校養成所入学状況及び卒業生就業状況調査」によると、2020（令和2）年度の2年課程全日制は57課程あり、1学年の入学定員は2,009人のところ、入学者数は、1,379人（68.6％）と定数割れが生じています。年々、准看護師養成校が減少している影響と考えられます。

❷2年課程定時制〔昼間・夜間（教育年限3年）〕

　2年課程には、定時制の学校もあり、昼間の定時制と夜間の定時制があります。どちらも、1日に行う授業時間数が全日制に比べて少ないため、教育に要する期間が3年間必要になります。どちらの学校も、半日ないし1日、准看護師として働きながら勉強し、看護師の資格が取得できます。仕事は主に、2年課程定時制の学校を設置している法人等の関連病院等で働きながら学校に通うことが多いようです。多くの学校が、主に1・2年次は座学中心の学習、3年次は臨地実習を中心に計画しています。

　昼間の定時制は、学校によって開始時間や終了時間が違いますが、昼13：00頃から夕方16：30頃まで授業が計画されるのが一般的です。そのため、授業開始前は仕事をして授業に臨むことになります。中には、月に数回、授業終了後の17：30から20：00頃まで仕事のシフトが入ることもあるようです。

　夜間の定時制は、学校にもよりますが、日中8：30から16：30頃まで准看護師として勤務し、その後、17：30頃から21：00頃まで授業が計画されています。1・2年次はこの時間になりますが、3年次は主に臨地実習になり、昼間の時間帯に実習が計画されています。

　前述の調査によると、2年課程定時制は86課程あり、1学年の入学定員は3,250人ですが、入学者の数は2,476人で、定数充当率は76.2％になっています。

❸2年課程通信制（教育期間2年以上）

　2年課程通信制の学校は、全日制や定時制とは違い、通信学習を主体とした教育を受けることによって看護師をめざすというコースになります。

このコースのメリットは、進学のために仕事を辞めることなく、准看護師として働きながら、看護師の資格取得ができることです。

通信学習とは、授業に出席することなく、印刷教材等の課題に取り組み、レポートを提出する方法や、放送教材の視聴をとおして学習する方法などです。一部、登校して受ける面接授業や病院等での見学実習による臨地実習や紙上事例による事例検討などもあります。自身でスケジュールを管理しながら、履修に取り組むことができます。そのため、仕事を辞めずに学習することが可能です。ただし、計画的に履修を進めるには、自己管理が大変重要になります。登校日は、学校によっても異なりますが、2年間で対面授業10日以上、臨地実習では、見学実習や面接授業40日以上の計50日以上が必要とされています。

2年課程通信制への入学要件は、准看護師として7年以上の実務経験が必要になります。以前は、10年以上の実務経験が必要とされていましたが、准看護師から看護師資格の取得促進のために検討され、2018（平成30）年4月から7年に短縮されました。

前述の調査によると、2年課程通信制は、16課程あり、1学年の入学定員は3,580人で、入学者は2,606人となっており、定員充当率は72.8％になっています。

3……看護師と准看護師　よくある誤解例

医療系の進学を考えている高等学校の生徒向けの進路説明会に参加すると、多くの人が誤解していると感じられる質問内容があります。ここで、いくつか誤解例を紹介し、Q&A形式で説明します。

Q1●看護専門学校（3年課程）を卒業してなれるのが准看護師で、大学（4年）を卒業してなれるのが看護師ですよね？

A1　3年課程の専門学校と4年制の大学を卒業しても、受験する看護師国家試験は、同じ試験です。そのため、合格して発行される看護師免許証は一緒です。違いはまったくありません。仕事の内容にも違いはなく、保健師助産師看護師法に規定されている看護師の2大業務といわれている「療養上の世話」と「診療の補助」に関する業務が行えます。どこの学校を卒業したかで業務の内容に制限が加わることはありません。

こうした誤解を生む原因として考えられることは、准看護師を養成する学校の名称が、看護師・准看護師のどちらを養成する学校なのかわかりにくいことが一因である

と思われます。

　「○○准看護学校」や「准看護学科」は、准看護師を養成する学校と明確にわかりますが、「○○高等専修学校」という名称を用いている場合はまぎらわしいです。そのため、看護師を養成する学校と勘違いしやすいのだと思われます。その学校を卒業した人が准看護師として働いていると聞くと、あたかも専門学校を卒業すると准看護師になるのだという誤解につながっているのかもしれません。

Q2●大学を卒業して看護師になった人は、チーム医療の一員としてその役割を担えるが、3年課程の専門学校を卒業して看護師になった人はチーム医療を担えないのでしょうか?

　A2　看護専門学校を卒業して看護師になっても大学を卒業して看護師になっても、前述のとおり、保健師助産師看護師法に則って業務を行うことができます。業務の内容や範囲にまったく違いはありません。3年課程の専門学校を卒業しても、チーム医療の一員として役割を担うことができます。

Q3●認定看護師や専門看護師は大学を卒業した看護師がなれるのでしょうか?

　A3　看護師を養成する専門学校や大学を卒業した看護師であれば、同じようにキャリアを積むことが可能です。ただし、准看護師の場合は、医師・歯科医師・看護師の指示のもとに業務全般を行いますので、認定看護師や専門看護師になることはできません。認定看護師や専門看護師になるという望みをかなえるには、2年課程に進学して看護師の資格を取得し、さらにその先の教育を受ければ可能です。

Q4●「正看護師」は看護師の名称として正しい表現なのですか?

　A4　「准看護師」との資格の違いを示すために、「正看護師」という表現が使われることがありますが、正しい表現ではありません。いまだに世間では「正看護師」という表現を耳にします。看護師に関する情報を掲載したホームページなどでも、この表現が用いられていることがありますが、間違いです。保健師助産師看護師法でも、「看護師」とはっきりと表記されていますので、間違った表現を使わないようにしましょう。

Q5 ● 男性の看護師は、看護士という漢字で区別して表記をするのですか？

A5　現在は、男性でも女性でも区別することなく、「看護師」といいます。

　以前は、男性の保健師・看護師・准看護師をそれぞれ保健士・看護士・准看護士という「士」という漢字を使用していました。時代は変わり、男女共同参画社会の形成に資するという観点から、男性と女性で異なる表現で使用されてきたのを統一する法律の改正が行われ、2002（平成14）年3月1日から施行されました。

　医療の現場において、女性と男性が共通の名称の下に等しくその専門性を表すにふさわしい名称に改められ、それ以降、男性も女性も同じ「保健師」「看護師」という名称が統一して使われることになりました。なお、助産師に限っては、女性のみが取得できる資格になっています。

　看護師をめざして日夜努力している皆さんは、誤った知識をもつことなく正しい名称を使って表現できるようにしていきましょう。

引用文献

1）政府統計の総合窓口ホームページ：令和2年度「看護師等学校養成所入学状況及び卒業生就業状況調査」
　https://www.e-stat.go.jp/stat-search/files?page=1&toukei=00450141&tstat=000001022606（2021年6月28日確認）

2 学生生活の実際

1 | 変化に富む学生生活

菊池麻由美

　看護系の大学や専門学校（以下、学校）に入学した後、どのような学生生活が待っているでしょうか。

　実際に看護が行われている「現場」で、看護職と共に看護を実践しながら学ぶ臨地実習があることも、看護学を学ぶ学校の特徴です。学生は学内で過ごす講義・演習の日と、病院等の施設や訪問看護ステーションなどで実習の日では異なる生活を送ります。朝起きた時からの緊張感も違うでしょう。

　看護系の学校の授業（講義・演習・実習）は週5日、1時限目から4時限目（朝9時から夕方5時くらい）まで行われ、時には土曜日にも授業があります。他学部に進学した友人に比べて過密な時間割について「高校までとあまり変わらない。大学生になった感じがしない！」「看護学生は大変！」といった言葉を聞くこともあります。

　しかし、筆者の見る限りでは、学生たちは多忙な生活をしながら、充実したキャンパスライフをおくっています。進学した学校の年間スケジュール、つまり学校行事やテスト、実習などがいつ行われ、自分がいつごろ、何に忙しくなるのかを見通し、いつ、どのくらい部活やアルバイトが実施可能なのかを見定めることにより、無理のない両立ができるでしょう。

　ここでは、看護学生の学習活動、課外活動、生活面などについて紹介します。

1⋯⋯⋯講義・演習

　まず、学習方法について見てみましょう。

　授業には「**講義**」「**演習**」「**実験**」「**実習若しくは実技**」という形態があります（大学設置基準25条）。特に、看護系の学校でよく行われるのは「講義」「演習」「実習」で

しょう。一部の学校では「実験」も行われています。

　講義や演習は1年生から最高学年まで行われます。講義とは、俗に「座学」とも呼ばれる授業の方法です。演習は、学内で学習内容を模擬的に体験しながら学ぶ授業方法で、たとえば技術演習がそれに当たります。

　現在、アクティブラーニング（学生の積極的な授業への参加を促す授業・学習方法の総称）が推進されており、教員が一方的に話す授業は減っています。ディスカッション、ディベート、グループワークなどを教員からのレクチャーを組み合わせながら授業を行います。また、2020（令和2）年に示された「看護師等養成所の運営に関する指導ガイドライン」（以下、ガイドライン）の一部改正に「情報通信技術（ICT）を活用するための基礎的能力」を養うことが謳われており[1]、学校では情報通信技術（ICT）が積極的に活用されるようになっています。

　次に学習内容について見てみましょう。看護学生は人間が健康で幸せに生活することを支援するための幅広い学習をします。講義や演習で学習する内容を、科目の分類に従って説明します。ガイドラインでは、教育内容を①基礎分野、②専門基礎分野、③専門分野（専門分野の一部の内容は「実習」という学習方法で学びます）に分けています。

2……教育内容

❶基礎分野

　「専門基礎分野」および「専門分野」の基礎となる内容の科目が「基礎分野」に位置づけられています。科目名は学校ごとに異なりますが、科学的な思考の基盤となる内容と人間の生活や社会について理解する科目が、これに当たります。

　専門学校でも14単位以上を学習しますが、大学の中には、より幅広い多くの科目を選択して学ぶことができる学校があります。たとえば、科学、物理学、生物学、宇宙科学などの自然科学系の科目、心理学、社会学、文化人類学、教育学、法学などの社会科学、人文学系の科目、そして語学科目が基礎分野に配置されています。自然科学系の一部科目を実験科目としていたり、語学科目を演習や短期留学の科目として位置づけている学校もあります。

❷専門基礎分野

　専門基礎分野には、看護学の観点から人間の身体、健康、疾病、障害について理解

するための科目が配置されています。たとえば、人体の構造と機能を学ぶための科目や、疾病と治療について学ぶ科目がこれに当たります。

　また、人間が健康や障害の状態に応じて、生涯を通じ社会環境の中で生活することを理解するための科目も配置されています。保健・医療・福祉の制度、関係法規などに関する科目がこれに当たります。これらの科目は、看護現場で起きていることを判断し、看護を実践する基盤となります。判断力を磨くために、事例検討など多くの授業方法が取り入れられているのが特徴です。

❸専門分野

　専門分野には、いわゆる「看護学」の科目が配置されています。分野ごとに分けられている学校が多く、基礎看護学、地域・在宅看護論、成人看護学、老年看護学、小児看護学、母性看護学、精神看護学というように、看護の対象者や看護の行われる場を意識した区分けがなされています。それらを学んだ後、高学年では学んだことを統合した看護実践を学習する科目（看護の統合と実践）が配置されています。学校によってカリキュラムはさまざまに工夫されています。

　また、シミュレータ（トレーニングのために制作されたモデル人形や人体模型）などを活用し、看護の実践現場を再現した演習が多く組まれていることも特徴です。これにより、学内でも臨床判断能力を高め、安全に安心して技術力を磨くことができます。

　病院等の施設の中で行う看護活動だけでなく、地域・在宅で生活する人々とその家族についての理解を深め、地域のさまざまな場で暮らす人々を支援するための多くの内容を学習します。また、多職種で連携・協働して活動することについても学習します。

3⋯⋯⋯臨地実習

❶多様な場で、さまざまな形態で実施される実習

　看護は「実践の科学」だといわれます。学内で行われる講義や演習では、看護実践から見出された法則性や理論的な知識や技術を学びますが、実践については実際に看護の行われている現場で体験的に学ぶ必要があります。これを「臨地実習（以下、実習）」と呼びます。看護師になるためには23単位以上の実習を行うことが必要です。

　実習は学内で学んだ知識・技術・態度の統合を図り、「看護」をより実践的に学ぶ学

習方法といえるでしょう。実習の方法はさまざまで、臨地の場で看護師の活動を見学する方法から、学生が患者さんを担当させていただき看護師と共に看護活動を行う方法まで、学習段階や学習分野に応じて各学校で工夫した実習が行われています。

　学生は学内で学習した内容を現場で実践させていただきながら、自分が学んできたことを実践の場で検証し、よりいっそう理解を深めていきます。つまり、「知る」「わかる」段階だった看護を「使う」「できる」段階まで高めていきます。

　看護が実施される場は病院に限りません。実習の場も拡大しています。病棟や外来、手術室や透析室、集中治療室などの病院の施設内はもちろんのこと、障がい者や高齢者が暮らす自宅や入居施設、保育所等でも実習します。病院においても、多様な機能や特徴のある病院がありますから、看護を行うさまざまな場で実習します。

　実習では、看護が実践されている状況に身を置き、資格をもった看護職に交じって「看護する立場の者」として対象者に向き合います。実際に対象者に看護を提供する実習によって学生は、人間の生命の尊さや人生の重さに触れ、看護実践に不可欠な援助的人間関係を築く能力や専門職としての責任感を身につけていきます。

　学生にとって実習は強い緊張を強いられる経験ですが、臨地でのみ体験可能な現場の雰囲気を感じ取り、看護する喜びや難しさを発見し、看護職としてのキャリアを具体的に思い描くようになります。学生たちは実習施設の始業に合わせた講義・演習より早い時間の登校、対象者との人間関係、現場の指導者とのコミュニケーション、実際に看護を提供するために必要な多くの事前学習などが大変だと語ります。そう感じるのは、看護を提供する専門職に期待される責任を実感し、それに応答している証だといえるでしょう。

❷変化する実習形態

　2019（令和元）年度末〜2020（令和2）年度の実習は、新型コロナウイルス感染症拡大の影響を大きく受けました。実習施設となっている医療施設、保健所は新型コロナウイルス感染症の対応に追われ、感染防止の観点から実習が受け入れられない状況となりました。障がい者や高齢者の暮らす自宅や入居施設、保育所などでは、感染防止の観点から、実習生を受け入れられない事態が起こりました。2020年度下半期頃から徐々に実習が可能になった施設から従来通りの実習を再開していますが、感染状況によっては実習の継続が難しい場合もあります。

　上記の事情を踏まえ、各学校はオンライン実習やシミュレーション実習など、これ

までにない方法での実習に取り組みました。ICTを活用して実習施設とオンラインでつながり、現場の患者さんや医療者とコミュニケーションを取りながら看護方法を検討したり、計画した看護を学内のシミュレータを使用して実施したりしました。

　現在開発されているシミュレータには、学生が実施した看護に応じて、さまざまな患者の状態を再現する機能があります。学生はこのシミュレータを用いることで、自分の実施した看護の結果を疑似体験することができます。実習でかかわるような臨場感や緊張感を再現することはできませんし、援助的人間関係形成を学習することが難しいなど、学習に限界はありますが、多彩な実習方法が編み出されています。

4………卒業研究・課題学習

　すべての学校に義務づけられてはいませんが、卒業研究を必須にしている学校もあります。卒業研究は最高学年に行われることが一般的です。実習を含む学生生活の中で学生が疑問をもったテーマについて、個人あるいはグループで研究の計画を立案し、実際に研究活動を実施して成果をまとめます。学校によっては、研究計画の立案までを実施したり、実習で実施した看護を振り返り事例研究としてまとめています。

　この他、各学校でさまざまな課題学習が行われています。たとえば、医学部や薬学部、社会福祉学部などの保健医療福祉に関連する複数の学部の学生が合同で事例に対する支援をシミュレーションし、多職種連携を学ぶ演習や、地域で暮らす人々と接するボランティア活動によって地域連携を実践的に学ぶ演習などが行われています。それぞれの学校が、学校の理念を反映した特徴的な課題学習を開講していますので、入学前に調べてみるとよいでしょう。

　看護は、人間を対象とするものであり、「1＋1＝2」のような唯一の正解がありません。その時・その場・その人の状況を観察し、看護する者の状況も加味して総合的に判断するのです。そのため、課題に応じて調べたり、体験したり、考察したりしながら自分なりの解答を導き出して表現したり、グループで調べたりディスカッションしたりして答えを見出して発表する、などの学習が広く行われています。

　また、看護職に必要なチームで協力する力を養うためにグループで取り組む多くの課題が出題されます。どこの学校にも、授業時間外にグループで課題に取り組む学生の姿があります。

5┈┈┈学校行事

看護系の学校には、特徴的な行事があります。代表的なものを紹介します。

❶戴帽式（キャッピング）

「戴帽式」は、看護学生が自分のキャリアについて省察し、看護の道をめざすことを決意してナースキャップを戴く式（キャッピング）のことをいいます。

感染管理上の問題や動きにくさなどの理由から、ナースキャップは臨床現場から姿を消しましたが、20世紀の日本の病院では働く看護師の象徴でした。現場でキャップが廃止になったことに加え、戴帽式には職業意識を高める目的があるため、学問として看護学を教育している大学などには戴帽式を行わない学校もあります。一方で、倫理教育やキャリア教育の目的で、実習で他者の生命・生活・人生にかかわる直前に戴帽式を行う学校もあります。

戴帽式では、戴帽生による決意の表明、誓いの言葉の朗読、ろうそくへの点灯、合唱などが行われます。ろうそくの灯は、クリミア戦争の際にナイチンゲールが使用したランプの灯を意味し、看護の灯として大切に継承されています。その厳粛な光景はマスコミで取り上げられたり、ホームページなどで紹介されることも多く、学生のあこがれにもなっています。ナースキャップがなくなったことから「ナーシングセレモニー」「宣誓式」「看護への思いを新たにする式」などの名前で、節目の式を行っている学校もあります。

❷キャンドルサービス

実習させていただいた病院や施設でキャンドルサービスやコンサートなどを行っている学校もあります。クリスマスはもちろんですが、それ以外の時期にも定期的に病院・施設と連携してコンサート等のイベントを行うことも多く、音楽や演劇系サークルなどの活躍の場となっています。また、病院・施設などでボランティアを行っている学校もあります。

実習とは異なる形で看護の対象者とかかわるこれらの機会は、学生にとって病院・施設の患者さんや利用者さん、スタッフとの豊かな交流の場となっています。

❸学校祭・体育祭など

学校祭や体育祭は学生の自治で進められ、複数の学部・学科のある学校では、他学部・学科と合同で行うこともあります。授業の多い看護学生にとって身体を動かしな

がら、各自がもつ趣味や特技を発表する機会にもなり、楽しい行事となっています。

❹海外研修・海外留学

　語学研修、海外の看護学生との交流、海外の医療の視察、医療支援ボランティア、海外の文化や生活の体験などを目的とした海外での研修、短期留学をプログラムしている学校が多くあります。また、学校には企業が企画する海外研修・留学の案内が届きます。夏休みなどの長期休暇を利用して参加する学生が多数います。

　残念ながら、2020（令和2）年は新型コロナウイルス感染症拡大の影響を受け、ほとんどのプログラムが中止になりましたが、通常の年であれば、国際志向の強い学生などは、学校でプログラムされている企画に加えて、これらをうまく活用して学生時代に複数の海外研修を行っています。

6⋯⋯⋯1人暮らし・寮生活・自宅通学

　看護系の学校の中には寮をもつ学校があり、中には人間教育を目的として全寮制を採用する学校もあります。全寮制の学校では、共同生活によりチームで協働する力や生活能力を身につけることを目的とした相部屋での生活が体験できます。その一方で、希望者のための学生寮をもつ学校もあり、ワンルームマンション形式の寮を用意しています。また、通学生のための臨時宿泊施設をもつ学校もあります。

　日本学生支援機構による2018（平成30）年度学生生活調査では、大学生（昼間部）の学生の58.2％が自宅から、6.0％は学生寮から、35.7％は下宿・アパート・その他（以下、アパート等）から通っており、専修学校生の73.8％が自宅から、6.8％は学生寮から、19.3％がアパート等から通学していると報告されています[2]。これは看護系学校だけを集めたデータではありません。しかし、看護系の学校は学内授業であっても実習でも早朝の開始や夕方遅い時間の終了ということがありますので、自宅から学校や実習施設が遠い場合、寮やアパート等を利用する人も多いでしょう。学校の寮はアパート等に比べて賃料が安いことが最大のメリットです。家族に家事をしてもらえるので時間や健康管理を考えて、多少通学に時間がかかっても、自宅からの通学を選択する学生もいます。

7⋯⋯⋯部活動（部活）

　学生から「せっかく受験が終わったのだから、部活（クラブやサークル活動など）

に参加して学生生活を満喫したいけど、看護師をめざして勉強するためには部活はできないのですか？」と聞かれることがあります。筆者は、多くの学生が複数の部活に所属し、学生生活を謳歌しているのを見ています。特に大学では部活を楽しみに入学する学生も多く、中には複数のクラブやサークルに所属して活躍している学生もいます。

部活は同じ趣味や関心事をもつ仲間と出会い、交流する機会であり、他学部学科や他学年の学生と共に活動することができます。そこでは部活を楽しむだけでなく、他学部学科の仲間に課題に協力してもらったり、先輩から実習や試験の対策などについてアドバイスをもらったりすることもあるようです。また、学生時代を共に過ごすだけでなく、卒業後も交流を続け、貴重な仲間となっています。

ただし、部活に夢中になりすぎて科目の単位取得が困難になったり、部活の人間関係に悩んだりすることもあります。勉強と両立できるように、入学後は早くからバランスの取り方を身につけることが必要です。

8………アルバイト

「忙しいけど、アルバイトをしたい」「経済的に厳しくてアルバイトをしたいのだけど、学業と両立できるか不安」という相談を受けることがあります。アルバイトは、生活リズムの乱れから学業成績の低下や心身の健康障害を引き起こす原因にもなる一方で、職業体験を通して社会人としてのスキルを身につける機会にもなっています。

2016（平成28）年の看護学部の大学生を対象とした調査結果[3]では、学生は学業とバランスを取りながらアルバイトをしており、看護師・保健師国家試験前の4年次のアルバイト実施率が最も低く、大学生活に慣れ学業との調整ができ始めた2年次の実施率が最も高いことがわかっています。ただし、アルバイトに時間や体力を費やしすぎて授業や実習に支障が出ないよう気をつける必要があります。

また同調査から、学生は病院・老人施設などの保健医療福祉施設や飲食店・小売店等などのお店で接客のアルバイトをしていることが読みとれました。筆者の周りでは、プールの指導員や塾のチューターなど子どもとかかわる仕事をしている学生もいます。実際に選ばれる職種は学校の所在地や特徴によって異なると考えられますが、コミュニケーション能力が必要とされる職業を選んでアルバイトを行うことが多いようです。学生が意識しているかどうかは不明ですが、アルバイトは単に経済的なメリットだけ

でなく、対人援助に必要な能力を身につけることに役立っていそうです。

　一般的には、4年間の学生生活をおくることができる大学に比べて、3年間の専門学校はカリキュラムが過密です。また、大学でも保健師課程や助産師課程では密なカリキュラムになっています。そもそも、学校の規定などでアルバイトや部活動を行うことが難しい可能性もありますので、進学した学校のカリキュラムやスケジュールを確認し、学業と両立できるように自己管理をしっかり行うことが重要です。

引用文献

1）厚生労働省：「看護師等養成所の運営に関する指導ガイドラインについて」の一部改正について，令和2年10月30日，医政発1030第1号.
2）日本学生支援機構ホームページ：平成30年度学生生活調査
　https://www.jasso.go.jp/about/statistics/gakusei_chosa/2018.html（2021年6月28日確認）
3）若杉早苗，松井謙次，篁宗一，佐久間佐織，山村江美子，安田智洋，山本智子，松岡亜希，柴田めぐみ，鮫島道和：看護学部学生の学業とアルバイトに関する実態調査，聖隷クリストファー大学看護学部紀要，No.24，2016，p.33-45.

2│学生生活にかかわる費用

蝦名總子

1………学費

　大学と専門学校を比較すると専門学校が一番安く、次に国立・公立大学、私立大学の順番で高くなっています。私立大学の看護系は医学系の学科のため、入学金や授業料などの学費は他の文科系の大学に比べ高い傾向にあります。

　公立大学では初年度納入金が70万〜90万円程度、私立大学では140万円〜230万円ほどと差があります。専門学校も設置主体別に1年次の学納金（入学金＋授業料）が30万円〜190万円とかなり違いがあります。各学校のパンフレットやオープンキャンパス等で情報収集するとよいでしょう。学納金とその他にかかる費用には何があるのか、各学校別に確認してみましょう。

　学費には以下の①〜⑤が含まれます。表1に初年度の入学金と授業料の例を示しました。

①学納金（入学金＋授業料）施設費・実習費

2年度以降にかかる費用も確認する必要があります。

②別途費用

テキスト代・実習着やシューズ代・学友会費・自治会費など、初年度にはおおよそ30万〜50万円程度準備が必要です。学校によりかなり差があります。

③臨地実習にかかわる交通費

　どのようなところで臨地実習を行っているのか、通学できる範囲なのか、宿泊の必要性があるのか確認が必要です。

④感染症の予防接種代（水痘・麻しん・風しん・流行性耳下腺炎等）抗体検査＋ワクチン接種

　入学前に抗体価を調べ必要に応じて予防接種を実施し証明書を提出する場合の費用、入学後に学校で一括して検査、予防接種する場合（費用は個人負担）の費用などもかかります（2万円程度）。

⑤学生保険の加入費

　看護学生はさまざまな場で実習を実施します。臨地実習の場が拡大したため、思わ

表1 初年度の入学金＋授業料（例）

（単位　円）

学校別		入学金	年間授業料	合計
大学	国立	28万2,000	53万5,800	81万7,800
	公立　県内	28万2,000	53万5,800	81万7,800
	公立　県外	56万4,000	53万5,800	109万9,800
	私立	30万〜	100〜220万	130〜250万
専門学校	国立病院機構	18万	40万	58万
	公立（例：東京都）	1万1,300〜	26万5,700〜	28万〜
	病院の附属校系	10万〜	30万〜	40万〜
	その他の私立	30万〜	150万〜	180万〜

ぬ事故やトラブルに巻き込まれることが懸念されています。そこで、学生自身だけでなく患者さんや訪問先の施設などへの傷害・賠償・感染事故などの補償をカバーできる学生のための保険に加入します。金額は補償内容によって異なりますが、3,000円〜9,000円／年間程度になります。

2………生活費

　自宅からの通学が可能であれば交通費だけでよいかもしれませんが、もし部屋を借りて1人暮らしをしなければならない場合は部屋代、食費、光熱費、娯楽費、通信費などの生活費がかかります。

　学生の年間の生活費の平均はおよそ大学生の場合70万4,700円、専門学校生で58万6,400円と報告されています（日本学生支援機構　平成30年度学生生活調査結果から）ので、1か月当たり5〜6万円となります。住居費や交通費に地域差がありますから一概にはいえませんが、学費＋生活費を踏まえた学校選択が必要です。大学なら4年間、専門学校なら3年間の学費・生活費をイメージしましょう。

　初年度の入学金・授業料を納めたら「後の生活はアルバイトをして自分で何とかやりくりしよう」とか「次年度からの学費はアルバイトでためて準備する」という計画は、相当にハードルが高いと考えなければなりません。

　看護系大学や看護専門学校では必修科目も多く、ほとんど空き時間がなく講義が組まれています。学科進度が早く授業について行くには復習する時間を設けて1つひとつを自分のものとしていかなければ間に合いません。看護技術を身につけるための自主

練習の時間も必要となります。臨地実習になれば翌日の事前学習やレポートのまとめ等があります。根性だけでは乗りこえられないのが現実です。

アルバイトで生活費を得る金額にも限度があります。必要に応じて奨学金なども活用して、学業に専念できるようにすることが望まれます。

3………奨学金

看護師になるという夢を実現させるために奨学金を賢く活用することも大切です。

❶奨学金の種類

奨学金には「給付型」「貸与型」の2タイプがあります。特徴をよく確認し、悔いのない奨学金を選択しましょう。

①給付型奨学金

一般的には返済が不要です。借金とならないので将来負担にならない制度です。対象者は成績優秀者、世帯収入が設定額より低い者などがあり、給付対象人数が少ない場合があります。

②貸与型奨学金

基本的には借金と同様で卒業後毎月一定額を返済していきます。利子有りと利子無しのものがあります。

指定の施設や特定の病院に一定期間勤務すれば返済が免除になるものもあります。大変便利な奨学金ですが、卒業後の勤務地や病院が指定されるわけですから、勤務先の希望が通らない場合もあることを念頭に入れておく必要があります。

❷代表的な奨学金

①大学や専門学校独自の奨学金や特待生制度

各大学や専門学校には、独自の奨学金制度があります。対象者の成績や給付人数、返済免除の有無を、各大学学生課奨学金窓口や看護学校事務室に確認してみるとよいでしょう。

②卒業後指定の就職先（病院など）で一定期間（奨学金を受けた年限〜5年）勤務することを条件にした奨学金

各学校や病院独自の窓口やホームページで確認し、応募方法・条件を問い合わせてみましょう。給付型・貸与型があります。

成績や受給人数に制限がある場合、審査があり、希望者全員が受けられるとは限り

ません。1学年何人位が受給できているか実績を問い合わせてみましょう。ただし、途中退学の場合一括で返済しなければならないことがあります。また、一定期間就業する必要があるので、何かの事由で中途退職の場合も返済の必要が生じます。

❸日本学生支援機構の奨学金

〈貸与型〉

貸与型の奨学金は、卒業後長期間（12年から20年）をかけて返還が必要となります。

第一種奨学金20,000～64,000円（利子無）と、第二種奨学金20,000～60,000円（利子付）があります。第一種は、学力が高校評定3.5以上、前年度の収入が家計として合計747万以下の学生が対象となります。第二種は第一種より基準が緩くなっています。

奨学金の申込みは学校を通じて行います。手続きについては在学している学校に確認してみましょう。なお、進学前に奨学金の予約をする方法（予約採用：進学先が決まっていなくても申し込めます）と進学してから申し込む方法があります。現在、在学している高校に問い合わせてみましょう。

予約をすることで安心して進学できますが、実際に給付されるのは入学後の5月以降です。入学金や授業料納入のためのお金はこの奨学金ではカバーできませんので、注意が必要です。

〈給付型〉

2020（令和2）年に新設導入された奨学金です。住民税非課税世帯及びそれに準ずる世帯を対象とした、原則返還しなくていい奨学金です。自分が対象になるかは高校に確認が必要です。

また給付金を受けられる学校は、国や地方公共団体から一定の要件を満たすと認められた学校です。進学先が対象の学校かどうかは文部科学省ホームページで確認してください。予約時期や申し込み方法は在学中の高校に問い合わせてください。

入学金や授業料の減免措置も設けられています。このことは進学先の学校と打ち合わせる必要がありますので注意が必要です。詳しくは下記を参照してください。

1）文部科学省ホームページ：高等教育の就学支援新制度

　　https://www.mext.go.jp/a_menu/koutou/hutankeigen/index.htm（2021年6月25日確認）

2）日本学生支援機構ホームページ：進学資金シミュレーター

　　https://shogakukin-simulator.jasso.go.jp（2021年6月25日確認）

3）日本学生支援機構ホームページ：奨学金

https://www.jasso.go.jp/shogakukin（2021年6月25日確認）

❹都道府県・市町村などの奨学金

　都道府県・市町村などの奨学金も、一定条件を満たすことで受けられます。各自治体に確認が必要です。給付型のものと貸与型があります。給付型の場合、卒業後の勤務地が限定される場合がありますので確認が必要です。居住地又は進学先の自治体のホームページで確認してみましょう。

4········学習環境を整える費用

　大学・専門学校を問わず各学校では、情報通信技術（ICT）を積極的に活用し、教育を実施しています。コロナ禍では半分以上の授業をインターネットでZoom等のビデオ会議用アプリを使って配信し、学生は自宅で授業を受ける状態でした。

　コロナ禍でなくても情報収集のためにインターネット検索をしたり、実習や演習の事前学習で指定された動画を見たり、授業の事前・事後に学習した課題を学校あてにメールで送付するといったことが求められます。これらのことは決して看護学を学ぶ人だけではなく、他の学問領域でも始まっています。そのため、新しい学習様式に対応した環境と機器を整える必要があります。

❶教室からの授業をオンラインで受信するために

　自宅でインターネットに接続できる環境があるかを確認しましょう。授業では動画や画像データも使用します。たとえば、Zoomを使ったオンライン授業を1時間受けると、約300メガの通信データを消費します。1日に1時間の講義を4つ受講すれば、1,200メガ（1.2ギガ）以上の通信データ量です。私用ではなく授業のために、1か月当たり30〜50ギガの通信容量を確保しておく必要があります。

　快適に授業を受けるためには、通信容量を気にせずに使えるギガ放題のプランや、光回線、WiMAXなどを使用するのがおすすめです。

❷オンライン授業で快適に学習するために

　授業はスマホやタブレットでも受信できますが、動画を視聴しながら作業や演習を行うことがあります。スマホやタブレットではその作業は難しく、パソコンを使用したほうが作業効率は圧倒的によくなります。パソコンにはデスクトップ型とノート型がありますが、最初はノート型パソコンの購入をおすすめします。

　ノート型パソコンは、オンライン授業に必須のWEBカメラとマイクを搭載済み（デ

スクトップ型は別売が多い）の機種がほとんどですし、レポート作成時のタイピング作業もはかどります。自宅と学校間の持ち運びにも便利です。アマゾン、楽天、家電量販店等の通販サイトで探せば、画面サイズ14インチのノート型パソコンを5万円程度で購入可能です。

　パソコンについては、購入を前提にしている学校、貸与・貸し出しをする学校などもあります。

❸資料やレポートを印刷するために

　自宅にプリンタが必要です。本体価格1万円以下が安い機種といえます。コピー・スキャン機能がない単機能プリンタは種類も少なく、価格差も数千円ですのでコピー・スキャン機能がついた複合機購入が無難です。

　パソコンと違い、プリンタはサイズも大きく自宅スペースの一部を占有します。失敗ができない買い物ですので、自分がどういう使い方をするのかを把握した段階で、実店舗で店員に相談しながら購入することをおすすめします。

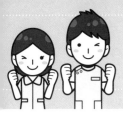

看護学生の本音

---

no.1 | **じょにー。** 女性　19歳　専門学校2年生

 Q1 看護師になりたいと思った理由

　中学生のころから母に看護師をすすめられていました。私自身も他に夢もなかったので看護師の資格を持っていたほうが将来、職やお金に困ることがないだろうと考え、看護師をめざすようになりました。高校も看護系の専門学校や大学に強く、指定校推薦が多いところを選びました。

 Q2 どんな看護師になりたいか

　中学を卒業するころ、曾祖母が入院しました。手術や治療について親戚間で少しもめた時に、家族の意見や話を聞いていただいたり、情報を提供してくれた看護師さんのおかげで、家族で看取ることができました。その時に、この看護師さんのような、人の最期をよいものにできるような看護師になりたいと考えるようになりました。

 Q3 学生生活で楽しいこと

　高校生の時と比べて、家が近い学生が多く、通学時や週末に遊ぶ約束をしても集まりやすいです。社会人を経験している学生も多く、同世代だけではなく上の年齢の人ともかかわることでさまざまな人生経験の話を聞くことができたり、考え方の違いを学ぶことができます。また、病院や施設で働く現役看護師が講師として授業をされることがあるので、病院の実際の様子や情報を知ることができます。

 Q4 学生生活で大変なこと

　テストが重なると睡眠時間を削って勉強しますので、テスト終わりの授業は眠くなってしまったりします。時間をうまく活用できない時はテスト範囲をまんべんなく勉強することができないままテストを受けることもあります。

　実習では記録がなかなか終わらず、最初の1週間は2〜3時間睡眠でした。電車の中

で寝たり、毎日エナジードリンクを飲んで必死で記録を書いて実習に臨むこともあります。

Q5 看護師を志す後輩に向けた受験アドバイス

　私が通っていた高校は単位制だったので、2年生までは受験科目の英語、数学、生物を選択していました。けれど、推薦を狙って高校に進んだので3年生では成績をとるために、2年連続で選択必須の生物と小論文を練習する授業を選択し、指定校推薦をとることができました。

　大学でも専門学校でも、実習に行くと記録に追われて睡眠時間が足りなくなると思います。学校も実習病院も家から近く通いやすいところや、気になっている病院が実習先に含まれているところがよいと思います。

 みはな 女性　38歳　専門学校1年生

Q1 看護師になりたいと思った理由

　入学前、私は地域の病院で看護助手をしていました。看護師をめざそうと思ったきっかけは、働く看護師の姿を見てあこがれたからです。

Q2 どんな看護師になりたいか

　一緒に働いていた看護師さんたちは、さまざまな患者さんの様子を見て、顔色や息づかい等、医師の診察前にも患者さんの小さな変化に気づき、対応していました。付き添われている方にも気を配り対応する姿が、患者さんだけでなく、ご家族にも安心を与えていました。

　患者さんやご家族の苦しみやつらさを理解しようとする姿、患者さんのために何ができるか常に考えて行動できる姿勢にあこがれを抱き、他人への配慮が自然にできる人間性の高い看護師になりたいと考えています。

　高齢の方や病院に通うことが難しい方に訪問診療や訪問看護という場があります。医療施設だけでなく地域や在宅など、あらゆる場で活躍できる看護師の姿に魅力を感じています。

Q3 学生生活で楽しいこと

　年齢に関係なく友だちができました。現役生、社会人共にいろいろな経験のある人たちに出会え、毎日刺激を受けています。わからないことを聞いたり、話し合ったりもしています。また、できなかった手技が友だちと一緒に練習してできるようになった時の喜びはとても大きいです。

 Q4 学生生活で大変なこと

　授業は90分と長いので、しっかり集中することがまず第一です。国試に合格するためではなく、授業中の先生の言葉の中に臨床での経験等があるので、聞き漏らさないように心がけています。

　私には子どもがいますので、事前学習やレポートが重なる時は、勉強時間の確保がとても難しいです。家族のサポートや自分の空き時間を有効に使って、効率的に課題に取り組むようにしています。

 Q5 看護師を志す後輩に向けた受験アドバイス

　私は社会人入試をめざし、小論文の勉強を重点的にしました。看護・医療系の小論文の参考書と、インターネットで看護系の小論文対策ページを見て小論文の構成を勉強しました。仕事や家事の空き時間に少しずつ進めました。

　小論文の問題は、自分のエピソードを交えて書くことが多かったので、自分の人生を振り返ることも大切でした。「なぜ看護師をめざしているのか」「どのように医療を見てかかわってきたのか」「看護師になるだけでなく、なったあとに何をしたいのか」などについて自分の考えをまとめる時間になりました。この時間が面接試験にも役に立ったと思います。

---

*no.*3 ｜ **アツシ**　男性　32歳　専門学校3年生

 Q1 看護師になりたいと思った理由

　私は仕事を辞めたい、楽しくないと思っていたわけではなく、以前の職場で働き続けることも可能でした。以前の職場を退職する時は、ありがたいことに惜しまれながら退職し、職場仲間ともうまくやれていたと実感できました。それでも私が看護師を

めざした理由は、自分の可能性を高めたい、視野を広げたいと思ったのがきっかけでした。「社会や周りは進化しているが、自分はこのままでいいのか。何かに挑戦し、勉強し始めたり、環境を変えて心機一転修行をしよう」と思いました。

　以前の職場で病院に勤めており、多職種連携を経験していました。患者さんに直接関わった経験は看護師でも活きると思い、看護師をめざしました。

Q2　どんな看護師になりたいか

　まずは看護師として一人前の知識と技術を身につけたいと思います。やはり、知識や技術のない人に身を任せることは不安であり、恐怖を抱くと思います。必要な知識と技術は確実に身につけて、提供している医療や看護がその人にとって、今私たちができるベストであるかということは常に考え、反省し、実践していきたいと思います。

　十人十色でさまざまな人がいて、医療は日進月歩であることから、過去のベストが現在のベストになるとは限らないと思います。広い視野をもって、患者さんのために常に考え、反省し、実践していき、患者さんや家族の満足が得られ、信頼感を得ることのできる看護師をめざしていきたいと思います。

Q3　学生生活で楽しいこと

　多くの先生たちが工夫を凝らし、わかりやすい授業を心がけてくれています。実際に受けた授業の中に、数種類の食事を摂取して、血糖値がどの程度上がり、どれくらいの時間をかけて血糖値が下がっていくのかといった、興味関心を高められるような演習を含めた授業もありました。実習については、患者さんの情報を収集し、アセスメントし、計画立案し、実行した看護介入によって回復をもたらしたり感謝されると、今までの苦労が報われ、充実感に満たされます。

　私の場合はひとまわり年齢が下の現役生と同級生になりましたし、さまざまな経験をしてきた人とかかわることができ非常に楽しめています。体育祭や学校祭、戴帽式などの学校の行事も楽しく、まさかこの年齢になってから全力でリレー走をするとは思いもしませんでした。クラスの仲間とは授業やグループワーク、実習、プライベートでバーベキューをしたり、旅行に出かけたりもしました。この3年間を同じ志をもって、努力し、切磋琢磨していく仲間は、一生のつきあいになると思います。

Q4　学生生活で大変なこと

　テストは非常に大変です。ただの暗記だけでは、看護の実践に活かすことはできないので、系統づけて理解する必要があります。理解しなくてはいけないこともたくさ

んあり、テスト範囲も膨大です。日ごろからコツコツと勉強することの苦手な私に
とってテストは非常に大変でした。少しずつでもいいので、日ごろから学習すること
を強くおすすめします。

　看護実習も非常に苦労します。実習前の事前準備として病院や病棟、疾患を理解し
ておかなくてはなりません。実習が始まってからは、患者さんの入院に至った経緯か
ら受け持ち開始までの状態の理解、疾患の理解、その方がもつ疾患に対しての思いや
要望、患者を支える家族や社会資源などたくさんの情報を得なければなりません。そ
して、それを文字に起こし、患者さんの分析、解釈をして、その方にどんなことが起
きており、どう看護し、何をめざしていくかということを考えることは、やりがいが
ある一方で、非常に大変です。

　また、毎日の実習では立てた目標を基にどう行動していくのか、その結果がどうで
あり、今後はどうしていくのかを考えなくてはならないので、やることは多岐にわた
ります。どの看護学生や働いている看護師に聞いても、看護実習は大変だったという
話を聞きます。

看護師を志す後輩に向けた受験アドバイス

　私の場合は一般入試でしたので、国語、英語、数学での受験でした。普段、本や新
聞を見る機会を作っていたので国語については特に対策はとりませんでした。文章の
読解力は急には身につかないと思いますので、普段から文章を読む機会を作ったほう
がいいと思います。

　数学については約10年ぶりでしたので、ほぼゼロからのスタートです。まずは過
去問題に取りかかりました。そこから数学の問題集を使用し、過去問題の出題部分を
重点的に行っていき、そこから徐々に範囲を広げるように対策をしました。英語につ
いては、文法がしっかりとわからなくても前後の文章から読み取れることもあるので、
まずは単語の理解を深めていきました。単語がわからなくてはそもそも読解できない
ため、まずは単語に着手し、そのあと文法の理解といったような受験対策を行いまし
た。

　面接については自分の考えや今までやってきたことについて自分自身と向き合い、
振り返りを行いました。いい答えをするという意識より、自分が今までやってきたこ
とをしっかりと相手にわかりやすく伝えるということに意識を置きました。まずは自
分自身の性格、長所や短所を紙に書き出しました。そこから、なぜその長所と短所が
生まれたのかといったことについても掘り下げて考えました。そして、なぜ看護師を
めざし、受験に至ったのかという思いについても文字にしました。ほかには、今まで
の社会経験で培ったものについて整理を行い、相手にわかりやすく伝えるように文言
を作成していきました。

今の学校を選んだ理由は、自宅から近く、授業料が他の学校と比べて安かったからです。やはり、3年間の通学と、働いていた時と比べ収入が低下していることから、上記の理由を最優先しました。それぞれの学校の特色はあるとは思いますので、複数校で迷われる時はパンフレットやネット上だけの情報で判断するのではなく、やはり3年間学ぶところであるため、必ず自分の目で確かめてください。

　看護師をめざそうと思う理由は、人の役に立ちたい、看護師にあこがれた、給料がいいからなど、人それぞれあるのだと思います。どれもその人にとって正解であるし、看護師をめざした理由に不正解はありません。その中でも、ただ1つ、揺るぎない覚悟をもって看護師になろうと決断し、継続できることが大事だと思います。

　特に、社会人から看護師をめざすということは、これまでの地位や経験を一度手放さなければならないと思います。学生になるわけですから、もちろん収入もガクンと下がります。社会経験がある分、周りから求められるものも高いし、これまでの社会経験から働くことに対して現役生と同じ考えではまずいと思います。現役生にはない苦労もたくさんすると思いますし、心が折れそうになることもたくさんあると思います。それでも、揺るぎない覚悟をもち、絶対看護師の資格を取って働くという思いを継続してもつことができなくては、社会人から看護師になって再び学び直すということは非常につらいと思います。そこをがんばることができれば、その経験は必ずや自分の糧になります。みなさんと看護のフィールドで切磋琢磨できることを願っています。

no.4	**ひなた** 女性　30歳代　大学2年生	

 ## 看護師になりたいと思った理由

　私のドッグトレーニングの先生（カナダ人）が元看護師だったこと、その先生がセラピードッグを病院に連れていく仕事をしていたという話を聞いたことが看護師という資格に可能性や魅力を感じたきっかけでした。また、人の健康のために貢献する仕事を生涯行いたいと思っていたこと、看護師という職業はどの地域・どの国でも必要とされるものであり、働ける場所の幅が広いことなどから看護の道に進みたいと思うようになりました。

 ## どんな看護師になりたいか

　私はストレートで看護学部に入ったわけではなく、他学部を卒業し、就職したあとに今の学校に入学し看護学生となりました。海外にしばらく行っていたこともありま

すし、ドッグトレーナーとしての資格ももっています。

　日本では一度就職したあとに大学に入ることは勇気がいることかもしれません。でも紆余曲折を経て、いろいろな視点を得たことは私にとっての財産です。私には他の人とは違う経験があるからこそできる看護があると信じていますし、今は看護の勉強をしながらそれを探している最中です。看護師という仕事にはとても大きなポテンシャルがあると感じています。

学生生活で楽しいこと

　看護師となるための知識や技術の積み重ねを着実に行うことができていることです。また、試験や課題が大変な分、友だちとの協力や励まし合いの大切さを身に染みて感じます。

Q4 学生生活で大変なこと

　覚えること、身につけるべき技術がたくさんあります。人の命にかかわる仕事に就く身として、学生の時からしっかりとした自覚をもつことが必要になります。雑誌に出てくるような「キラキラした女子大生の生活」ではありません。

Q5 看護師を志す後輩に向けた受験アドバイス

数学：黄チャート「チャート式　解法と演習」（数研出版）をひたすら繰り返し解きました。参考書はほかに使っていないです。数学は得意なほうではないですが、これでどうにかなりました。

生物：前の大学で農学を専攻していたので、生物の基本的な知識はありました。使った参考書は「リードLightノート　生物基礎」、「リードLightノート　生物」（数研出版）だけです。これらをひたすら10回くらい繰り返し解き、暗記しました。

英語：もともと好きで勉強をずっとしてきていたので、受験勉強のためにあまり時間をさくことはありませんでした。その分、数学や生物に時間を使いました。ただ、発音問題は受験特有なので、発音の問題集を使いました。

　また、赤本「大学入試シリーズ」（世界思想社教学社）でその学校の問題の傾向を研究しました。できるだけ多く、5年分以上は解くとよいのではないでしょうか。試験時期が近づいてきたら、かなり重要だと思います。赤本は解きっぱなしにはせず、間違えた問題はなぜ間違えたかを分析しました。受験する学校の問題構造を把握し、時間配分や問題を解く順番を決めておくと、受験本番であせらずにすみます。

　学校は自分の足で必ず一度は訪れて、そこの職員の方や先生とお話することが大切

だと思います。確かに偏差値や就職率なども大切だとは思いますが、何より自分が何年間も過ごすことになる学校の雰囲気は、ぜひ自分の目で確かめることをおすすめします。私もいくつかの学校を実際に訪れましたが、同じ看護学部でもそれぞれの学校で本当に雰囲気が違いました。もしオープンキャンパスの日程に都合が合わなくても、大学に案内をしてもらえるか問い合わせてみるとよいと思います。その対応でも学校のことがわかると思います。

　受験となると「学校に選んでもらう側」の姿勢になりがちですが、こちらも「学校を選ぶ側」として学校を客観的に見ることも必要だと思います。

no.5 | **ふるーつけーき** 女性　22歳　大学4年生

看護師になりたいと思った理由

　看護師になりたいと思ったきっかけは、私が通院していた際、不安なことがたくさんあり、その都度看護師の方に相談して話を聞いていただけたおかげで、安心して治療を受けることができたという経験からです。

　もう1つのきっかけは、東日本大震災が起きた時にニュースで、被災地で活動するDMATの存在を知ったことです。当時は災害状況をニュースで見ることしかできず、もどかしさを感じていました。その時に災害現場で活動する医療チームがあることを知って、医療の面から災害の復興に携わるDMATに所属する看護師をめざしたいと思いました。

どんな看護師になりたいか

　患者さんに安心して治療を受けていただけるようにサポートできる看護師になりたいと思います。患者さんに信頼していただき、何でも相談していただけるような看護師になりたいです。

学生生活で楽しいこと

　学校に行けば友だちに会えることです。授業や実習も大変ではあるけれど、周りに同じくがんばっている友だちがいるので、相談したり一緒にがんばることは楽しいです。

　あとは高校生の時よりも自分で自由に使える時間が増えたことで、学生生活を充実

させることができていると思います。

　試験前や実習中は忙しくてなかなか時間がとれないですが、普段は課題が終わり次第アルバイトをしたり、部活をしたり、友だちと遊びに行ったりと有意義に過ごしています。

学生生活で大変なこと

　1、2年生の時は授業後の課題が多く、高校とは勉強の仕方も違い、なかなか慣れることができず、課題に時間がかかってしまっていました。また、試験前は暗記項目が多かったり、範囲が広かったりして勉強をしてもしても終わらず大変でした。

　実習では、実際病院に行って患者さんと触れ合うことでモチベーションが上がりますが、その半面、自分の未熟さが明確にわかり、気分が落ち込むこともありました。

看護師を志す後輩に向けた受験アドバイス

　看護学生は忙しすぎてアルバイトや部活ができない、と思われがちですが、決してそんなことはありません。一般の大学生とは少し違うけれど、自分の時間を作って学生生活を楽しむことができると思います。

　入試科目の選択は大学によって選べる科目や必要な科目数が違うため、入試要項などを確認してから勉強を始めるとよいと思います。その年によって、科目ごとの難易度が少しずつ変わるという話も聞いたことがありますが、受験する年にどの科目が難しいかなどは予測できません。自分が得意と思う科目や勉強していて楽しい、はかどる科目を選択すればよいと思います。

　また、受験する学校を選ぶ上で、自分が行きたいと思う学校はすべて受験を考えるべきだと思います。私は受験科目的に厳しいからという理由で受験を諦めてしまった学校がありましたが、今でも後悔しています。オープンキャンパスに行き、学校の雰囲気やカリキュラムなどの説明を聞いて自分が行きたいと思う学校を選んで受験することをおすすめします。

　受験科目の勉強法は、受験間近になったら赤本などの過去問を中心にそれぞれの学校に合った対策をしますが、まずは基礎を大切に勉強を進めるとよいと思います。教科書の例題から演習問題、発展問題などを大切にし、たくさんの問題集に手を出すよりは1冊の教科書を完璧にすることが重要だと思いました。あとは英語はどの学校も必要な科目なので、いくら勉強しておいても損はないです。単語帳を1冊完璧に覚えきると長文読解などの問題がスイスイ解けるようになります。

　受験生の方、受験勉強が大変だと思いますが、がんばってください。

マヒロ 男性　19歳　大学2年生

 ## Q1　看護師になりたいと思った理由

　小学校3年生の時に人のために貢献できる人になりたいと思い、将来の夢を考えた結果が看護師になることでした。その当時から少子高齢化が報道番組で取り上げられており、高齢者が増えれば医療機関を受診する人が増えると考え、医療職をめざすことにしました。数ある医療職の中で看護師を選んだ理由は、私が人と話すことや人の世話をすることが好きであり、一番理想に近い職業だと思ったからです。

　また、女性が多い中で男性看護師になることは、女性の看護師とは違う視点から患者と向き合うことができ、そのことを活かした看護を行うことができると思ったからでもあります。

 ## Q2　どんな看護師になりたいか

　高校生の時に読んだ川島みどりさんの「看護の力」（岩波新書）という本が大きく私を変えました。患者が人間らしく生きるために、患者が不安であれば心に寄り添い、その人の治癒力を最大限に引き出しながら温かい看護で人を支えるという素晴らしさと看護の奥深さに気づかされました。この本によって私の看護師になりたいと思う気持ちがより強くなり、これこそが私のめざす看護師像であると思いました。それに加え、男性看護師であることを活かすことも私の理想であります。

 ## Q3　学生生活で楽しいこと

友だちとの関係　私の学年は男子が6人おり、基礎看護学の実技の授業の時には男子同士でペアを組むことが多く、気兼ねなく実技練習をしています。男子で集まってご飯を食べに行ったりして楽しく過ごしています。もちろん、男子で固まって生活しているだけでなく、女子の友だちと遊びに行ったり、スイーツを食べに行ったりもします。看護学部の女子はフレンドリーで、すぐ仲よくなれるので看護学部をめざす男子も心配する必要はありません。

　部活は医学部と合同の卓球部に所属し、交友関係を広げています。みんなで強くなれるように練習をし、そのあとは夕飯を食べに行くこともあります。さらに、部活のみんなで日帰りスキーに出かけたりと先輩後輩関係なく楽しく遊びに行くこともあります。

勉強　本当に入りたいと思って入学した大学での授業や勉強はとても楽しいです。看護には幅広い知識が求められており、解剖生理学や病態、薬理学、生化学、各領域の看護理論、倫理的側面、看護技術、看護過程論など多くのことを勉強します。その1つひとつが身になっていくのを楽しんでいます。実技試験の前には友だちと実習室で練習をしたり、筆記試験前は友だちと理解を深めながらがんばっています。また看護には答えがないので、自分なりの解答をひねり出すために考えている時間も意外と楽しい部分です。

学生生活で大変なこと

　あまり大変だと感じることはありません。強いて1つ挙げるとすると、女性特有の体の機能や疾患について理解に困ることです。自分の体にないものは想像ができないため、何度も教科書を読んで理解するようにしています。

看護師を志す後輩に向けた受験アドバイス

　一般入試で合格したので、それについて書かせていただきます。

受験勉強をする前にどの科目で受験するか決める　数学1Aの知識だけで受験可能な大学もあれば、数学2Bまで出題される大学もあります。これは理科も同様で、生物基礎の知識だけで受験可能な大学もあれば、生物の範囲まで出題される大学もあります。自分のめざす大学が、どこまでの範囲を出題するのか調べて計画的に勉強しましょう。私は勉強が苦手だったため、数学1Aと化学基礎までの範囲で受験できる大学に絞って勉強しました。また、一部の大学では現代文を使っての受験も可能であり、私は現代文が得意だったので受験科目として使いました。あまり広い範囲を勉強して虻蜂取らずにならないように気をつけましょう。

勉強方法　多くの看護大学では、すごく難しい問題よりも基礎的な問題が多く出題されています。そのため、正答率がよいので合格最低得点率はだいたい70～80％であり、1問のミスが合否を分けます。難しい問題集ではなく、学校で配布されるような基礎問題集を完璧に解けるようにしておくことが必要です。

面接　アドバイスではなく私の失敗談です。私は勉強が苦手で1次試験（筆記試験）突破に必死だったため、面接の準備が疎かになっていました。今、在籍している大学のオープンキャンパスには行ったことがなく、HPで調べただけでした。そのため面接試験では緊張して自分の熱意を伝えられないまま終わりました。

　このような失敗が起こらないように、その大学の志望動機や看護師になりたい理由などをしっかり準備して、自分の熱意を伝えられるようにがんばってください。

MI、RI ともに女性　20歳　大学3年生（双子）

 Q1 看護師になりたいと思った理由

MI　私は幼いころにテレビで観た、発展途上国で働く医療従事者の姿に胸を打たれました。自分もいつか医療の分野で困っている人に手をさしのべられるようになりたいと思っていました。その後、中学・高校と研修等で海外に行く機会があり、それが日本以外の国に目を向けるきっかけになりました。

　高校3年生で進路を考えている際、人とかかわることや人のために何かをすることが好きだという自分の個性が活かせる職を考えた私の出した答えが、看護職でした。どの医療職者よりも患者さんのそばにいて、患者さんをよく知り、専門的知識や技術をもって患者さんに接するお仕事です。自分に合っているかどうかはわかりませんでしたが、このような素敵な職業に就くことができるなら、と看護学部への受験を試みました。

RI　私は先天性股関節脱臼で生まれてきました。また、よく風邪をひき、喘息になり、生まれてから何度も何度も母親に病院に通わせてもらっていました。生まれつき両耳が聞こえにくい難聴という障害ももっています。現在も補聴器を装用していますが、母親、家族を始め、お医者さんや看護師さんや言語聴覚士さんなどの多くの医療従事者の方にお世話になってきました。そのため、いつか、お世話になった多くの人たちに恩返しをしたい、とずっと思うようになっていました。

　中学生のころに祖母が亡くなった際、祖母の看護をしていた看護師さんが、私たちが病室で祖母の死を悲しんでいるのを見て一緒に涙を流してくれました。祖母自身はそこまで長い間入院していたわけではなかったのですが、少しでもかかわってくださった看護師さんがこうして悲しんでくれたことが、当時の私にはとても嬉しく、心に強く残る思い出となりました。

　これら2つが看護師への道を選んだきっかけです。

 Q2 どんな看護師になりたいか

MI　私は将来は助産師の資格をもって、海外で働きたいと思っています。海外のある国では赤ちゃんが生まれる前や、生まれてからも必要最低限の医療を受けられずに亡くなってしまうことがあります。日本ではほとんどないことです。

　このような医療の格差のために亡くなる命が少しでも減るように、一看護職者とし

てかかわっていきたいと思ったからです。

　まだまだ人としても学生としても未熟ですが、今後の実習や勉強等、たくさん磨き
をかけて、視野を広くもった看護職者になりたいと思います。

RI　お世話になった人への恩返しをしたいという気持ちと、患者さんだけではなく、
そのご家族の心も同じように癒すようなことがしたい、という思いから、看護にたず
さわりたいという思いにつながりました。私は、専門的な看護の知識と技術をもった
上で患者さんが安心できる看護を行い、そして患者さんだけでなく、そのご家族にも
同じように寄り添える看護職者になりたいです。

　実は今行われている大学3年生の実習を通し、私は助産師という仕事に強く惹かれ
るようになりました。人は誰でも、生まれてから、たくさんの人に出会い、たくさん
の経験をして、心も体も大きくなっていきます。中には、病気や障害をもって生まれ
る人もいます。人と違って悩む人もいます。赤ちゃんを産めない体の人もいます。長
く生きられずに神様に呼ばれる人もいます。ですが私は、すべての人生の始まりであ
るその命の誕生という奇跡にたずさわれる道があることがすばらしいことであると感
じました。

　何がきっかけで自分のやりたいことが見つかるのかは、人それぞれだと思います。
私は今回の実習で、より将来を見つめ直し、どんな看護職者になりたいのかを深く考
えることができました。

学生生活で楽しいこと

MI、RI　実習では、「患者さんを受け持つ」という責任感から、普段授業で扱う「事
例」よりももっと「患者さんのために」という思いが強くなりました。医学部と看護
学部合同の部活を選ぶと、普段の授業ではかかわることのない医学部の学生と仲よく
なることができ、看護学部と医学部共通の教授の話、お互いの授業の様子、さらには
看護や医学の話など、いろいろと話すことができます。

　私たちは東洋医学研究部に入っているため、部活に行くと、看護学部の授業では4
年生になるまで学ばないようなこと（鍼灸、つぼ、アロマ、漢方など）もここで少し
ずつ学んだり、医学部の友人とも会って話したりなどができ、とても充実しています。

　看護学部は大変でアルバイトができないと聞いたことがありますが、実際にはそん
なことはありません。試験前、試験中、実習中など、課題や勉強が忙しいなと感じる
時だけお休みをいただいて、あとは基本的に自由にアルバイトしています。

　私たちは主にパン屋でアルバイトをしていましたが、そこでの仕事に慣れれば、あ
まり大変と感じることはありませんでした。ただ、居酒屋でアルバイトをしている友
人は、帰宅が深夜12時を過ぎることもあるため、翌日の朝はいつも疲れていて授業

を受けるのが大変そうですので、なるべくその日のうちに帰宅できる仕事か、大変な仕事だったらシフトを土日に絞るなど、調整をして、無理のない範囲で続けていくことをおすすめします。

Q4 学生生活で大変なこと

MI、RI　今まで中学や高校で習った生物、新たに疾患、看護等を、専門的に学んでいきます。課題はレポートであったり小テストであったり、さまざまです。最初は初めて学ぶことばかりということもあり、課題ラッシュに慣れるまではみんなヒーヒーハーハーいっていましたが、1つひとつなんとなくこれ授業でやったな、聞いたことあるな、という言葉が増えてくると、頭の中でどんどん単語と単語が結びついていき、それがとても楽しかったりします。

　私たちは今3年生で、これから半年間の実習が始まります。実習までの課題が大変ですが、3年間大学で過ごしてきて、「単位のための課題」ではなく、まだぼんやりとしていますが、「将来誰かを救うための課題」として意識が少しずつ変わってきました。

Q5 看護師を志す後輩に向けた受験アドバイス

MI、RI　私たちは高校2、3年では、生物ではなく化学を選択していたため、化学の科目で受験しました。化学で受験した人は私たちが受験した看護学部では全体の10%くらいですが、生物科目の受験の人と差がないような配点をしてくれることを知っていたため、安心して受験をすることができました。

　化学は、「実践　化学重要問題集　化学基礎・化学」（数研出版）を中心にひたすらに問題を解きました。どの科目も同じですが、1日何問（あるいは何分）と決めて解き、解答を見て、少しでもわからない部分があったら問題番号にチェックをし、翌日は前日の復習兼チェックの入った問題（自分ひとりで解けるようになるまで何度も繰り返し）を解き、その後、その日の設定した問題数をこなす、というように勉強していました。

　英語は、「システム英単語」（駿台文庫）と「英単語ターゲット1400」（旺文社）を中心に単語・熟語の勉強をしました。これも、英語→日本語だけでなく、日本語→英語のパターンも勉強しておくことが大切だと思います。長文読解では、「駿台・ビジュアル英文解釈PartⅠ・Ⅱ』を1文ずつS・V・O・Cをつけて、さらに文型に解釈し、和訳をしていく、という方法で勉強をしていました。時間はかかりますが、文型を身につけると読みづらい英文もかなりわかりやすく解釈することができました。

RI 高校では、看護学部を卒業してから養護教諭になった方がいたので、2年生の時から友人と保健室に何度も足を運び、受験の相談に乗ってもらっていました。また、看護学部に合格した先輩がいたら、その先輩方ともお話をする機会を設けていただいたりもしました。私が通った中高は看護学部をめざす学生がとても多かったため、いろいろな大学の情報や受験の傾向などを教えてもらうことができました。

　もし自分の通っている高校が、看護学部を受ける人が多いところでしたら、ぜひ信頼のおける先生や、受験に関する情報をもっている先生に相談してみてください。もし看護学部を受験した人があまりいない高校であっても、誰に相談をしたらいいのかを先生に相談したりすることはできるかもしれないので、諦めないでください。

　中学2、3年生のころから看護学部を受けたいと思っていたため、オープンキャンパスには高校1年生のころから行っていました。足を踏み入れてみないと何もわからないと思ったからです。私が大学選びのポイントにしたものは、まずはお互いに挨拶をきちんとしていること、学生と教員の関係がよいこと、さまざまな経験を4年間でできること、自宅からの交通の便がいいこと、でした。人によってそれぞれポイントは異なるとは思いますが、これらのポイントは大学に入ってからもかなり大事だと感じたので、ぜひ参考にしてください。

　オープンキャンパスの都度、教員や学生が担当している相談コーナーに行くことをおすすめします。なんとなく看護学部っていいなあ、など小さな気持ちの段階でも、大学の先生や学生は親身になって相談に乗ってくれます。

　受験に関して、どういう学生が多いのか、男性の場合、心配であれば、男子学生は何人いるのか、私の場合は、障害者を受け入れた経験があるのか、耳の聞こえにくい学生が入っても授業や実習に支障はないか等も、毎回相談に乗っていただいていました。小さな悩みでも早い段階から解決していくと、かなり安心すると思います。

  心　女性　18歳　専門学校1年生

Q1 看護師になりたいと思った理由

　母が看護師なので、もともと興味がありました。高校2年生の冬にボランティア演奏で重度心身障害児の施設に行きました。そこで見た看護師の児童に対する看護にとても影響を受けました。1人ひとり異なる難しい病気であり、性格も好きなものも違う中、その施設の看護師は、病気の状態や病名だけで看護するのではなく、その子の性格や好きなものを理解した上で看護していました。だから子どもたちは、泣いてしまったりしてもすぐに落ち着きを取り戻していました。初めて見た私でもわかる信頼

関係が築かれていました。

　私はそれまで、見た目だけで物事を判断し、直接のかかわりをもたないけれど噂などでその人の性格などを理解した気でいましたが、この光景を見て、その人とかかわりを持って内面を理解していき、物事も外面だけで決めずに挑戦するようになりました。

Q2 どんな看護師になりたいか

　私に大きな影響を与えてくれた看護師のように、病気ではなく、その人の人柄にあった看護ができ、自分の行動で誰かに影響を与えられるような看護師になりたいと思います。

Q3 学生生活で楽しいこと

　学校に行って友だちと会えるというだけでうれしいし楽しいし、会えることが楽しみです。看護の技術・知識が学べて、日々看護師に1歩ずつ近づいていることが実感できます。クラスのみんなは、将来は別々でも同じ目標をもって毎日勉強しています。がんばっている仲間が周りにいると、自分もがんばろうと思えます。

　初めて学校で病院のユニフォームを着ている先輩を見た時、「まずは、ユニフォームを着られるように毎日努力しよう」と心の中で強く思いました。そして、学校に行くたびに実習に向かう先輩を見て、「自分の夢を絶対に叶える」という気持ちが日に日に強くなっています。あこがれの方が同じ空間の中に存在することは、自分の行動にもとても影響を受けますし、とてもよい環境で勉強できていると思います。

Q4 学生生活で大変なこと

　オンライン授業は、自分のペースで授業を受けられることはとてもよいことですが、反対に自分の好きなように授業を受けることができてしまうため、慣れるまでにとても時間がかかりました。新しい用語とその意味を組み合わせて理解していくのがとても難しいです。学習内容を覚えるためには、毎日の勉強を習慣にすることが大切ですが、勉強を習慣づけていなかった私にとって、習慣づけることはとても大変です。高校のうちに、もっとしっかり勉強をしておけばよかったという後悔があります。

Q5 看護師を志す後輩に向けた受験アドバイス

　私の入学方法は指定校推薦でした。小論文は、とにかくいろんなテーマについて書くことが大切です。1日も小論文を書かない日はないというぐらい書いていました。

これは、学校見学に行った際に、先輩方から教えていただき実践したことです。小論文は言葉選びがとても大切なので、いろいろな言葉を知るために毎日、朝日新聞の「天声人語」を読んでいました。文章の理解力や構成力も身につきます。

　面接は、高校の先生方に頼んで面接官をしていただきました。同じ先生ばかりでなく違う先生に頼んだほうが、いろんなアドバイスをいただけると思います。面接官の目から絶対に自分の目をそらさず、笑顔で答えること。無理して難しい言葉を使うのではなく、簡潔に、かつ相手に伝わりやすい言葉を選ぶこと。この2点に注意しました。グループ討論では、テーマからそれることなく、全員で話題を深くかつ広げていくとよいと思います。相手の話を聞いている時は、適宜相槌を打ち、相手の目を見ること、そして話している人は、1人残さず目を見渡すということを心がけました。

　学校の選択については「その学校がどんな看護師を求めているか」「実習練習を十分に自分が行えるか」「卒業後の就職先」を重視して選びました。学校の教育理念と自分がなりたい看護師像が異なっている場合、看護師をめざしている意味がわからなくなってしまうと思います。

　私には「病気だけでなくその人の人柄にあった看護ができる看護師になりたい」という目標があり、学校の理念である「病気を診ずして、病人を診よ」にとても共鳴したので選びました。また、学校の実習環境が整っていないと、実際行っても自分の体にしみこまず、そのまま病棟に行っても反対に患者に不快感を与えてしまいます。実際に看護師になっても、それ以上の環境がなければ自分が学んできたことで患者を看護することもできないし、学ぶこともできません。自分の将来にかかわる大切な場所になるので、後悔しないように学校を選んでいただきたいです。

---

*no.*10　**M.A**　女性　19歳　専門学校2年生　

看護師になりたいと思った理由

　私が看護師になりたいと思った理由は2つあります。まず、私は人と接することが好きで、人と直接かかわり、役に立つ仕事がしたいと思ったからです。中でも高齢化が問題となっている現在、看護師は必要不可欠な仕事であるため、専門的な知識や技術を学び社会に貢献したいと思ったからです。

　次に、私は貧血で倒れてしまったことがあり、その時の看護師の方の優しさや笑顔に感銘を受けたからです。体のつらさだけでなく、自分が倒れてしまった驚きや周りに迷惑をかけてしまったという動揺を感じていた際、看護師の方が一番近くで頼りになり、見守ってくださいました。このような姿を間近で見て、看護師の存在の大きさ、

仕事の重さに気づき、私も看護師になりたいと思いました。

どんな看護師になりたいか

　私は患者さんの立場に立って考えることのできる広い心と広い視野をもち、患者さんとその家族の気持ちに寄り添い支えていく看護師になりたいです。そのために、常に学ぶ姿勢を忘れず、講義で確かな知識と技術を身につけ、実習でさまざまな人と出会うことで教科書からは得られない知識や技術を学びたいです。また、患者さんにとってよりよい看護のため、知識や技術を探究し続ける看護師になりたいです。

学生生活で楽しいこと

　実習時や看護師になってからも直結して必要な知識や技術になるので、新たな知識や技術を身につけることはとても嬉しく、毎日の授業で新たに学んでいくことが楽しいです。1年生では基礎的な知識を学ぶ授業が中心でしたが、2年生ではより専門的になり、看護と結びつけて理解していく授業が多くなるので、今学んでいることが今後患者さんの力になると思うと、がんばろうと思えます。

　演習でペアの友人と看護師役、患者役になり技術を身につけていくことやグループワークで他人の意見を聞くことで自分では考えつかないことを発見し、自分の視野を広げることができるので楽しいです。

学生生活で大変なこと

　覚えることが多く、テストの科目も多いので終講試験の時期は大変です。座学の試験に加えて技術の試験もあるので、放課後に技術の練習と座学の試験勉強を両立させるのが大変です。また、演習の事前・事後学習や課題が重なると忙しいです。

　しかし、看護師になりたいという目標がクラスみんな同じなので、友だちと一緒に課題を進めたり勉強をしたり、励ましあったりしてがんばれます。また、先生方が、学習の相談や質問はもちろんのこと、生活面や体調に関しても気を使ってくださるので乗り越えることができています。

看護師を志す後輩に向けた受験アドバイス

　私は指定校推薦だったので、小論文と面接の対策をしました。小論文は看護学校で問われやすい題材について何十種類も書き、毎回国語の先生に添削してもらいました。面接も、聞かれやすい質問に対する回答を考えた上で、担任の先生や国語の先生、進

路指導の先生と練習しました。先生方に見てもらうことで、内容だけでなく、自分の無意識の動作や態度などについても意見やアドバイスをいただき参考になりました。

　学校は実際にたくさんの学校のオープンキャンパスに行き、自分の目で見学したり説明を聞いたりして選びました。学校内の施設見学だけでなく、生徒や先生の様子や雰囲気も見学したり、生徒や先生に質問や相談もしました。また、さまざまな学校のパンフレットを読み、教育理念や精神、教育目標などが自分のめざす看護師像と一致しているかも考えて選びました。

　卒業後に系列病院に就職できることや、実習先が附属病院で、将来自分が働いている姿を常に意識しながら学ぶことができるというのも、私にとっては学校選択のポイントでした。

| no.11 | **M.K** 女性　20歳　専門学校3年生 | |

 Q1　看護学生になりたいと思った理由

　高校時代、加齢により身の回りのことができなくなった曾祖母の介護を祖母と祖母の妹が行っていました。祖母らの暮らす家に泊まりに行った際、おむつ交換を手伝おうと思いましたが、いざ曾祖母を目の前にすると何をどのようにしていいかわからず、ドアの外で立ちすくみ、その光景を見ていることしかできませんでした。それから程なくして曾祖母は亡くなりました。

　それまでなんとなく看護師は面白そうだからなりたいなと思っていましたが、この出来事をきっかけに看護学生になり、さまざまな援助の正しい知識と技術を身につけ、患者さんや身近な人に手をさしのべられるようになりたいと強く思いました。

 Q2　どんな看護師になりたいか

　私は老老介護をする祖母と曾祖母の姿を間近に見た経験と3年間の看護学生生活の中での学びから、患者のみでなく支える家族などの周りの人々のこともサポートし、療養を取り巻くすべての人がその人らしく豊かな生活を送っていけるよう手助けができる看護師になりたいと思っています。

 Q3　学生生活で楽しいこと

　病棟には看護のプロである看護師さんがおり、学校には看護教育のプロである看護

教員の先生方がおり、充実した実習環境の中での患者さんとのかかわりを通して、日々新しい学びと感動があり、忙しい中でも毎日楽しく過ごすことができています。

　同期たちとは全力で遊び、全力で看護に取り組み高めあう尊敬できる人たちばかりです。同じつらさや楽しさを分かち合える仲間がいるからこそ実習を乗り越えていけると感じます。

Q4 学生生活で大変なこと

　患者さんに看護を展開していく中で、この患者さんにはどのような看護が必要なのかを考えると煮詰まり、どうしていいかわからず頭を悩ませることがあります。しかし、そのたびに看護師さんや先生方が看護のヒントを与えてくださるので乗り越えることができています。

Q5 看護師を志す後輩に向けた受験アドバイス

　私は学校選びの際に、附属の病院があり学校と隣接していること、教員が多いこと、学校の歴史・理念に共感できること、立地などに着目して探していました。それらの自分の中で譲れないポイントを踏まえた上で、さまざまな学校の見学に行きました。見学に行くことで、それぞれの学校がもつ雰囲気や校風がわかることもあるため、自ら足を運び自分に合う学校を選んでいくことが重要だと思います。

　私は一般受験で看護学校に入学しました。受験科目は現代文・英語・数学1Aの3科目でした。受験勉強に関して具体的に話すと、現代文は急に読解力を上げることは難しいので、受験期であっても読書をすることで文章を読むことに慣れる練習をし、看護学校に絞らずさまざまなレベルの大学・専門学校の現代文の過去問をたくさん解くことで、徐々に読解問題に慣れていき正答率を上げていきました。

　英語は単語、文法の両面から基礎をしっかり固め、文章問題にも対応できるようにしました。数学は1冊の参考書を何回も繰り返し解き、基礎問題・応用問題どちらも素早く解けるようにしていきました。応用問題は基礎問題の集合・発展形なので、教科を問わず基礎固めをしていくことが重要だと思います。

　看護にはコミュニケーション力も必要なので、面接も重要だと考え、対策として高校の先生に何度も面接練習を行ってもらいました。しかし、それよりも重要なのは、日ごろから同級生や、先生や先輩などの目上の人と積極的にコミュニケーションをとり、自分の気持ちを他者にわかりやすく伝えたり、相手の気持ちを理解しようと意識しながらかかわることだと思います。

　筆記も面接も、練習は本番のように行い、本番は練習のようにできるように日々を積み重ねていくことが重要であるということを身をもって感じました。

看護職として働く

一般的な看護職のキャリアフローチャート（主な専門資格・職位）

保健師

保健師教育課程を修了し国家試験合格

アドバンス 助産師 → 助産師

助産師教育課程を修了し国家試験合格

認定看護師 A課程認定看護師 B課程認定看護師（スペシャリスト）

認定看護師教育課程（注）を修了し認定審査合格

ジェネラリスト 臨床指導者

看護師5年以上の実務経験

看護管理者（認定看護管理者） 副院長 看護部長 訪問看護ステーション管理者 副看護部長 看護師長 看護主任 ※職位の名称は施設によって異なる

看護専門学校 教員 校長 副校長 教務主任 専任教員

教員養成課程

専門看護師（スペシャリスト）

専門看護師 認定審査合格

看護大学教員 教授 准教授 助教（大学により講師、助手）

大学院博士後期課程

大学院博士前期課程

看護専門学校・大学等において看護基礎教育を修了し看護師国家試験合格

注）特定行為研修を組み込んでいない従来の教育課程（A課程）は2026年度をもって終了。2020年度より特定行為研修を組み込んだ新たな教育課程（B課程）が開始された。

1　看護職の仕事

1 ｜ 看護職が働く場

蝦名總子

　保健師・助産師・看護師国家試験に合格した時点で、晴れて看護職としてのスタートです。免許を得たら資格を生かして働く場がたくさんあります。

　全国に看護師は約121万8,000人おり、2018（平成30）年では約83％が病院等に勤務しています（病院70.9％、診療所12.8％）。その他、老人介護施設等に7.3％、訪問看護ステーション4.2％などで働いています[1]。

　大学や専門学校を卒業したばかりの皆さんには現場の経験はありません。教員や指導看護師の指導を受けていた臨地実習とは違い、命に向き合い、仕事をすることには多くの不安があることでしょう。

　新人看護師が現場の仕事に慣れていくために、ほとんどの職場で新人研修を設けています。どの職場でも、先輩の看護師の指導を受けながらまずは3年くらいをかけて基本的な看護実践力を身につけ一人前の看護師になることをめざします。さらに特定の専門あるいは看護分野にかかわらず、どのような対象者に対しても経験と教育研鑽を基盤に、その場に応じた知識・技術・能力を発揮できるジェネラリストをめざします。ある程度看護師としての基礎を学んだ段階で、もっと学びたい、この道をきわめたいと思える専門分野を見つけた時には、スペシャリストの道を模索していくとよいでしょう。

　それでは、看護職が活躍する場のいくつかを紹介します。

1………病院で働く

　20床以上の入院設備をもつ医療施設を病院といいます。日本で働く看護職の約70％の人が働いている場所です。新人看護師は、まずは病院に勤務し基礎的な看護実践力

身につけ、キャリアを積み、それから希望の職場へと進む人が多いようです。

　病院の分類の仕方はさまざまありますが、機能で分けたり、病床数で分けたりしています。

　医療法では病院を、機能・役割・規模などによって**一般病院、特定機能病院**（高度の医療の提供等）、**地域医療支援病院**（地域医療を担う、かかりつけ医・歯科医の支援等）、**臨床研究中核病院**（臨床研究実施の中核的な役割を担う病院）と分類しています。

　特定機能病院は、高度医療を提供し、開発・評価をする能力をもつ病院です。高度医療を提供します。400床以上の入院床をもち、内科、外科、産婦人科、小児科、救急科など14科以上の診療科をもっています。現在全国に87か所（2020年12月現在）あります。大学病院は高度の医療を提供する地域の中核的医療機関であり、また医師等の育成のための教育機関、新しい医療技術の研究・開発を行う研究機関の3つの目的を併せもちます。

　地域医療支援病院は、かかりつけ医やその他の病院からの紹介患者に対する医療提供、他の医療機関との医療機器や入院設備などの共同利用、救急医療の提供、地域の医療従事者の質の向上を図るための研修を行う役割があり、地域の医療の確保のために支援を行う病院です。全国で607か所が承認されています（2018年12月現在）。

　また、病院は病床数によっても、地域における役割や組織体制が変わります。

❶ 大規模病院（大病院）

　厚生労働省では、500床以上の入院床をもつ病院を大規模病院としています。大病院では、交通事故の外傷や急性心筋梗塞、脳出血のような一刻を争うような病状の患者が搬送され、高度で難しい治療を行っています。看護師は、命を救う最前線の現場で看護のスキルを磨くことができます。また、理学療法士や作業療法士などと協働してリハビリテーションに取り組む看護、死に直面する終末期の患者さんに心穏やかに最期が迎えられるようにかかわる看護など、幅広い看護を経験することができます。

　病床数が多いだけに、職員数が多く、さまざまな職種で構成された専門チームを多く設けています。看護師は、チーム医療を実践する際の調整役としての役割が求められます。

　看護師の早期離職を予防し、看護師の質の向上を図るために2010（平成22）年4月より新人看護職員研修が努力義務となりました。大病院にはこの新人研修を組織的にきちんとプログラムを組み積極的に実施しているところが多くみられます。

新しい治療やそれに伴う看護の講演会や勉強会が開催され、学習の機会も多くあります。キャリアアップのためのクリニカルラダーがきちんと明示されており、入職してからどのようにキャリアを積むのか、非常にわかりやすい環境です。

　勤務時間は2交代・3交代制を取るところが多く、勤務はシフト制です。土日祝日が休日とは限りませんが、勉強会や研修を通して学び、実際の看護実践に生かすことができ、日々自分の成長を実感できることがやりがいにつながっていきます。

❷地域密着型の中小規模病院（中小病院）

　厚生労働省は、200床以上500床未満を中病院、20床以上200床未満を小病院と分類しています。地域で人々の暮らしに寄り添い健康を支えている中小病院ですが、中でも300床未満の病院は日本の病院全体の約80％を占めており、さらに200床未満の小病院に限ると日本の病院全体の約70％を占めています。

　500床未満から20床までさまざまな規模の病院があり、外来部門・入院部門の2部門があります。看護体制もその病院の特性に応じて7対1、10対1、13対1、15対1の看護職員の配置基準があります。

　生活の場に近い医療機関として、比較的ポピュラーな疾患を取り扱う一般病院、慢性期やリハビリ期を専門とする病院、循環器や脳神経の専門に特化した病院等、病院個々の特徴があります。病床数当たりの医師数が少なく、開設診療科も少ない病院が多くあります。その分看護職員が中心となり、さまざまな機能を果たしています。診療の補助の内容が高度化・複雑化している病院もあります。看護職員には、フィジカルアセスメント力を発揮して総合的に患者の変化をとらえ対応していく力が求められます。

　平均在職年数が長く経験豊富な看護師が多いのも特徴です。ベテランの看護師から若い看護師がサポートを受けやすいということもあります。また子育てと仕事のバランスを考えた働き方をしたいと思う看護師も多く、短時間勤務制度など多様な働き方や、院内保育所など子育てのサポート体制のある施設もあります。

　施設が小さく、人数が少ないからこそ医師や他の職種との距離が近いともいえます。「患者のためにどうすればよいか」と皆で考え、進む方向を一致させ、変化を起こしやすいのも中小病院の特徴です。そのような時にやりがいを感じることでしょう。

❸診療所

　診療所は地域医療の最前線となる医療施設です。

街中で「○○クリニック」や「○○医院」と看板を掲げている医療施設は診療所の1つです。全国で約15万5,000人の看護師が勤務しており[1]、病院に勤める看護師の次に多い数です。地域住民の一番身近な医療施設で、かかりつけ医の役割を果たしています。診療科は内科・外科のほかに婦人科、耳鼻科、皮膚科などのように単科の診療科の施設もあります。また診療所は19床以下の入院床をもつ場合もあり、地域の中ではなくてはならない存在です。

　診療所の看護は外来看護が中心です。通院者には糖尿病や高血圧、肝疾患などのように慢性疾患があり自己管理を必要とする人、入院治療を経て在宅療養に移り継続的に経過観察やリハビリテーションが必要な人、終末期を迎えて自宅で最期を過ごしたい人など、さまざまです。その人たちの在宅での療養を支えるために、状態の変化を把握し療養上の指導や時には精神的な支えも必要とされています。

　看護師の勤務は、夜勤がなく日勤だけの勤務となり、土曜日は半日、日曜日・祝日は休診日となるところが多く、診療時間も決められているため残業はほとんどありません。家事と仕事の両立がしやすいことから家庭をもっている人、子育て中の人が多い傾向にあります。また、ライフスタイルに応じて働き方はさまざまで、「短時間勤務」であったり、「週3回」であったりといろいろな勤務形態で働くことで、自分のできる範囲で看護師免許を生かして社会に貢献できます。

　診療所は、さまざまな健康レベルの患者の看護を継続的に行っています。今までの看護師としての経験だけでなく、自分の人生での生活や体験も重ね合わせてより患者の生活に寄り添えたと実感できることでしょう。

2……地域で働く

❶訪問看護ステーション

　少子高齢化が加速する現在、「住み慣れた地域で人生の最期まで自分らしく過ごしたい」と在宅で療養を希望される方が増えてきました。また、体が不自由な方でも人工呼吸器装着中の患者さん（小児、成人）でも、急性期の治療は入院で行い、急性期治療が終わって自宅での療養が可能となれば、在宅療養する人が増えています。

　そのような方の生活を支えるために訪問看護ステーションがあります。看護師は利用者の自宅や施設へ出向き、病状の変化を観察し、日常生活の援助や医療的ケアなどのサービスを提供します。サービスの対象者は、がんの終末期の方や認知症、難病や

脳出血の後遺症で療養されている方など多岐にわたります。年齢も乳幼児から高齢者まで幅広い人々です。

　全国の訪問看護ステーションの事業所数（稼働数）は、2020（令和2）年6月時点で1万1,931か所あります[1]。勤務時間は、午前8時30分〜9時から17時30分〜18時が標準で夜間は電話対応だけという事業所もありますが、近年は24時間対応の事業所が多数を占めています。

　訪問看護ステーションには、看護職員（看護師、保健師、助産師、准看護師）のほかにも、リハビリテーション職である理学療法士、作業療法士、言語聴覚士や事務職員などが勤務しています。施設の管理者になっている看護職もたくさんいます。

　訪問看護の役割は、利用者とその家族が望む生活が送れるように支援することです。終末期の患者さんや長期療養の患者さんも多いので、病状の変化に注目し、時には医師の診察を依頼したり、入院のタイミングを相談したりと、在宅療養の要となっています。

　食事・排泄・清潔の援助、移動の介助などの日常生活の援助のほかに、「医師の訪問指示書」をもとに、注射や尿管カテーテルの交換、吸引など、病院で行われているような医療処置のほとんどを行います。訪問して、観察して、援助を1人で行うには、利用者や家族との「コミュニケーション力」や状況を判断して援助を実践する「確かな看護技術力」が必要です。

　また、家庭の状況や家族の介護力を把握し、療養計画の相談をしたり、介護支援専門員（ケアマネジャー）と連携したりします。地域の社会資源について情報提供を行い、利用者や家族が適切に選択して利用できるようにします。近年、医療機関から在宅療養への移行の推進もあり、従来型の訪問看護ステーションとは別に、「24時間365日対応」「重症者の受け入れ」「在宅ターミナルケアの実施」「地域住民への情報提供」などに対応し、より手厚い医療体制・人員体制を整えた機能強化型訪問看護ステーションがあり、訪問看護サービスの内容は広がっています。

　訪問看護師は、利用者や家族の方々と長期間にわたって人間関係を築いていくので、関係は深くなります。療養生活にはなくてはならない伴走者として、頼りにしていただけることがやりがいにつながっています。また、病院では身近に医師がいるのですぐに相談することもできますが、訪問に医師は同行しません。利用者の症状や状況を把握し何を援助するかを判断して実践します。その場で判断して実施していく裁量権

が与えられています。責任も大きいですが、その分やりがいも大きいと感じる看護師がいます。経験を積む中で、看護師としての総合的な力が養われ、自己の実践力の向上につながっていることを実感できるでしょう。

❷老健施設など介護系施設

　自宅で療養の困難な高齢者を介護する施設として、**介護老人福祉施設（特別養護老人ホーム）**、**介護老人保健施設**、**介護医療院**、**介護療養型医療施設**があります。超高齢社会を迎えますます需要が増える施設です。それぞれの施設には特徴・役割があり、それに応じた看護を実践します。

　介護老人福祉施設（特別養護老人ホーム）は、要介護3以上の人を対象に施設サービス計画に基づいて食事・排泄・入浴などの療養上の世話、機能訓練、健康管理などのサービスを提供します。可能な限り、入所者がもつ能力に応じて自立した日常生活が送れるように援助します。また特別養護老人ホームで最期を迎える高齢者も増加しています。多職種チームとも協力体制を図り、その人らしい最期を支援するために看取りに向けた取り組みも求められています。

　介護老人保健施設は、急性期の治療を終え、在宅に戻るために病院と自宅との中間施設として、在宅復帰支援機能を目的とした短期入所施設です。施設サービス計画に基づいて看護・医学的管理のもとに介護、機能訓練、医療、日常生活への援助などが行われます。居宅での生活への復帰をめざす役割があります。

　介護医療院は、医療を必要とする要介護者の「住まいと生活を医療が支える新たなモデル」として2018（平成30）年4月に創設された施設です。医療提供施設の側面ももちながら生活施設としての役割を果たすために、介護医療院においては、「利用者の尊厳の保持」と「自立支援」を理念に掲げ、「地域に貢献し地域に開かれた交流施設」としての役割を担うことが期待されます。

　介護療養型医療施設（2023年度末廃止予定）は、長期に療養を必要としている比較的医療依存度の高い要介護者に対して、施設サービス計画に基づき医療的管理のもとに日常生活の世話、機能訓練を行う施設です。高齢者1人ひとりのもつ能力に応じて自立した日常生活が営めるようにケアする役割があります。

　以上のような施設の入所者の多くは、複数の疾患を併せもち、症状も非定型的な方が多いです。健康管理面では、日々の変化を観察し異常の早期発見に努める必要があります。また、入所者の「施設での生活に対しての希望や望み、期待」などはないか、

しょう。一方で、初めから「○○の看護を極めたい」という目標がある場合は、専門病院を選択する道もあります。

4……就職の準備

就職活動は、徐々に早い時期から行う学生が増えていますが、大学生であれば3年生、看護専門学校生であれば2年生の1月から3月にかけて情報収集をしている人が多くいます。いずれも最終学年の大切な学習や実習の前に自分の進路をある程度決めることになります。就職試験は、大学生であれば4年次4月頃から、看護専門学校・短期大学生の場合3年次の4月頃から「卒業見込み」として始まり、就職試験を経て早ければ夏休み前までに内定結果が出ます。

❶情報収集

まずどんな病院で働いてみたいのか自己分析をします。病院の理念、機能、勤務体制、研修制度、通勤距離、寮の有無、給与体系、福利厚生など知りたい項目を整理してみましょう。

そして、看護学生用情報サイトや病院のホームページの閲覧、病院のパンフレット収集、病院の合同説明会や各病院の説明会に参加しましょう。

春休みや夏休みを利用して、自分が関心のある病院の見学会や、その病院のインターンシップに参加してみるのもよいでしょう。実際の職場の雰囲気を感じたり、働いている先輩の生の声を聞いたりすることも大切です。

❷エントリーシートの作成

履歴書は就職したい人の意欲や姿勢を表現するものです。丁寧かつ誠実に記載する必要があります。採用側は履歴書やエントリーシートを一次選考書類として、志望度合、基礎能力、価値観などを確認します。また面接時の資料にも使用します。

5……就職試験の準備

❶面接対策

面接は、個別面接と集団面接の場合があります。個別面接は、学生1名に対し面接官1〜複数名の形式です。時間は15〜60分程度と職場によりさまざまです。皆さんの人間性や、看護の仕事についての理解や意欲をじっくりと掘り下げられます。的確な自己分析と、その職場の研究をして面接に臨みましょう。

自己分析とは、看護師をめざした動機、現在に至る看護観、実習を通して印象に残っているエピソード、そこから何を学んだのか、力を入れた経験、継続的に努力していること、困難や挫折をどのように乗りこえたか、自分が成長したと思う体験談などを振り返ることです。面接では、それらを具体的に自己PRできるようにします。

　「なぜこの病院を希望したのか？」という志望理由についても、「この病院がよいと思いました」のような漠然とした内容や、「貴院の○○という理念に共感しました」「貴院の研修制度がよい」など、病院のホームページやパンフレットから引用できる内容だけではなく、共感した理由や、よいと思った根拠など、具体的な内容を述べるようにしましょう。そして、「まじで」「やばい」「私的には」「ていうか～」など普段使っている若者言葉ではなく、誰もが公共の場所で使うきちんとした言葉で表現しましょう。

　集団面接は、複数の学生が同時に受ける面接です。自己PRや学生時代の活動、志望動機などを聞かれることが多いようです。他の学生と比較されることもありますから、服装、身だしなみ等のマナーや受け答え、声の大きさ、表情などにも注意する必要があります。面接者の質問をきちんと聞き、他の学生の発言に惑わされず、具体的なエピソードを入れながら簡潔にわかりやすく伝わるように話すことが大切です。

❷小論文対策

　小論文では、皆さんの適性、基礎的な学力、知識、教養、倫理観などを評価します。最近の傾向としては、「看護について」「自分について」「時事問題」などのテーマが多く出題されています。これらのテーマについては、実際に書いてみて練習し、本番に臨みましょう。

　小論文では、テーマに対する自分の主張、主張に対する意見、その理由について述べます。いきなり書き始めるのではなく、まずはアウトラインを作り、本文を書き、最後に見直して修正します。人に読まれることを意識して、字を丁寧に書くことと文字数制限を守ることが大切です。

❸内定をいただいた時

　なるべく早く返事をしましょう。複数の内定をいただいた場合は、できるだけ早く結論を出して、就職しない場合は、お断りの連絡を早めに入れてください。各病院の新人採用計画に影響するからです。

引用文献

1) 厚生労働省ホームページ：平成30年衛生行政報告例（就業医療関係者）の概況
   https://www.mhlw.go.jp/toukei/saikin/hw/eisei/18 （2021年6月28日確認）

2 | 看護師の働き方

髙橋則子

1········交代制勤務と夜勤

看護師といえば「夜勤」がつきもの、といってもよいでしょう。労働基準法第61条では、深夜労働の時間帯（午後10時から午前5時まで）を夜勤と定義しています。入院病棟や救急室、最近少しずつ増えている24時間対応の訪問看護ステーション、看護師常駐の介護施設などでは、24時間365日休みなく、交代制勤務をしながら切れ目のない看護を行っています。

病院などでは、24時間をおおよそ8時間ずつに3分割して、朝から夕方までを「日勤」、夕方から夜中までを「準夜勤（準夜）」、夜中から朝までを「深夜勤（深夜）」とし、準夜勤と深夜勤を総称して「夜勤」と呼んでいます。

❶交代制勤務

交代制勤務には、主に2交代制と3交代制があります。

図1のように、2交代制では、夜勤時間の設定が16時間以上と12時間～16時間未満があります。16時間以上の夜勤（2交代制①）では、たとえば、日勤が午前8時始業、休憩をはさんで午後5時終業であれば、夜勤は午後4時30分に出勤し、仮眠をはさんで翌日午前8時30分まで働きます。夜勤が16時間より短い場合（2交代制②）、日勤の勤務時間が長くなり、早く帰る短日勤の人と2通りになる場合が多くなります。

3交代制では、24時間を3つの時間帯に分けて仕事をします。交代時に30分程度時間が重なるように勤務時間が組まれています。時間の設定は施設によって異なりますが、重なっている時間に申し送り（引き継ぎ）などが行われます。

勤務はその日によって、2交代制なら「日勤」「日勤」「夜勤」「休み」、3交代制なら「日勤」「準夜」「休み」「深夜」「休み」というように日単位で順番が入れ替わります。

2交代制にせよ、3交代制にせよ、医療施設はどちらかあるいは併用型を採用しています。どのような勤務体制を選択するかは、それぞれの病院の機能や看護師の生活背景などによって異なりますが、患者さんの看護と働く看護師たちの生活に直結するものです。それぞれのメリットとデメリットについては、表1で詳しく説明していますの

図1 2交代制と3交代制の勤務時間例

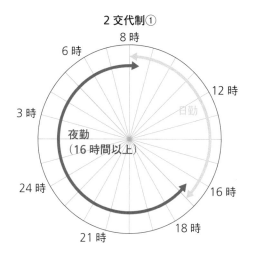

2 交代制①

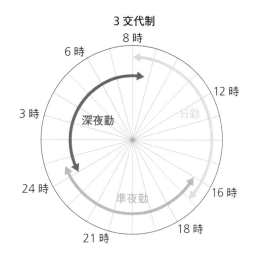

3 交代制

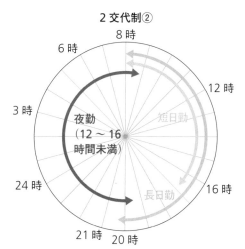

2 交代制②

で参照してください。

❷勤務表

　部署ごとに看護師全員の勤務スケジュールを月単位で一覧できるようにしているのが「勤務表」です。

　実は、1か月の仕事とプライベートの予定が決まってしまう勤務表は看護師たちの最大の関心事です。勤務表は「看護師長」と呼ばれる部署ごとの看護管理者が作成しま

表1 2交代制と3交代制のメリット・デメリット

		2交代制	3交代制
メリット		シフトが2パターンのため、生活リズムを作りやすい	各シフトの勤務時間が短いので集中力を保ちやすい
		出勤回数が減り、プライベートな時間が増える	2交代制に比べて、勤務時間が短いので、子どもや家族に会えない時間が短く安心できる
		日勤-深夜勤、準夜勤-日勤がないので体が楽である	
		深夜の出勤、帰宅がないため安全である	
		夜勤の時間が長いので、患者の状況が把握しやすく、変化をとらえやすい	
		就寝から起床まで継続して看護を提供できる	
		患者側は就寝時と起床時の看護師が同一人であるため安心感につながる	
		申し送りや情報収集が2回となり、患者の直接看護の時間が増える	
デメリット		夜勤時間が長いので、仮眠や休憩がとれない時は心身の疲労度が高まる	シフトが3つあるので、生活リズムを崩しやすい
		重症患者がいると緊張感が強く、精神的負担や精神的疲労感がある	日勤-深夜勤、準夜勤-日勤があると、インターバル時間が短く、疲労が蓄積しやすい
		勤務時間が長いので、子どもや家族と会えなくなる時間が長く不安になる	準夜勤の後に休日が入る、深夜勤の前に休日が入ると、体は休まるが、休んだ気がしない
		自分が体調不良の時は働くのがつらい	準夜勤の帰宅、深夜勤の出勤が深夜になり危険である
			交代が3回あるため、情報収集や申し送りにかかる時間が増え、直接看護の時間がその分減る
			患者側も就寝時と起床時の看護師が違うため、引き継ぎがされているのか不安を抱きやすい

す。毎月、前月に看護師長の元には看護師たちから「来月は夜勤を○日減らしてほしい」「○月○日は大事な用件がありどうしても休みたい」といったさまざまな希望が寄せられます。各人の希望を最大限考慮しつつ、部署全体の勤務スケジュールをもれなく成立させることは難解なパズルを解くような要素もありますので、勤務表作成に苦労する師長も多いようです。ただし、勤務表作成ソフトを使用してパソコンで作成している施設も多いので、昔ほどの苦労はなくなってきてはいます。

❸夜勤時間と夜勤手当

　夜勤時間の設定は前述したように、16時間以上と12時間以上～16時間未満があります。日本看護協会では、看護師の健康上の理由から勤務の拘束時間は13時間以内とすることを提案しています。拘束時間とは、実際に働く時間（実労働時間）と休憩時間、仮眠時間、時間外労働の総計で、自分が施設の中にいる時間だと考えてください。しかし現実には、夜勤の拘束時間が13時間以内で収まっている施設はかなり少ない状況にあります。

日本看護協会が2019（令和元）年に行った「病院及び有床診療所における看護実態調査」（回答した非管理職スタッフ6,591人）によると、3交代制勤務15.7％、夜勤16時間以上の2交代制勤務43.1％、夜勤16時間未満の2交代制8.8％、3交代制・2交代制混合が1.3％、夜勤専従1.5％、その他（宿日直制、オンコール等）8.1％、夜勤をしていない21.4％、無回答0.2％という結果でした[1]。16時間以上の夜勤を行っているスタッフが半数近くを占めていることになります。あなたが看護の仕事を続けていく上で、夜勤による肉体的・精神的負担は重要な要素になるでしょう。この問題を頭にとどめておいてください。

　夜勤手当は、深夜労働の時間帯（午後10時から午前5時まで）に対して支給されます。日本看護協会の「2019年病院看護実態調査」によると、月平均夜勤回数と1回の夜勤手当の平均額は、3交代制勤務では7.6回／月、5,033円／回、2交代制勤務では4.7回／月、11,026円／回という結果でした[2]。

2………看護方式

　看護方式とは、入院病棟などにおいて患者さんに効果的な看護サービスを提供するために、看護師がどのような形態で看護活動をするかを看護部内で決めたやり方です。施設ごとあるいは部署単位で最も適していると考える看護方式を採用しています。

　看護方式は、看護師の人数や看護実践力、施設の機能や建物の構造などの条件を考慮してその時点で最適なものを選択します。そして、時代の変化や医療提供体制の変化にともなって看護方式も変化しています。

　第二次世界大戦後の日本は、看護師不足のため「機能別看護方式」が広く採用されていました。1960年代になると、チームで一定水準の看護を提供する「チームナーシング」が導入されましたが、看護の継続性と看護師の仕事満足度の低さが問題となってきました。1980年代には患者中心で一貫性のある看護を1人の看護師が責任をもって提供する「プライマリーナーシング」が導入されました。しかし、看護師の人員に限りのある施設では無理があるということで、「モジュール型継続受け持ち方式」や「固定チームナーシング」が開発、採用されるようになってきました。

　その後、各地の病院独自で開発された看護方式が紹介され、徐々に広がりを見せています。新人看護師や経験の浅い看護師の教育も兼ねて安全で質の高い看護を提供することを目的に2009（平成21）年に導入された「パートナーシップ・ナーシングシス

テム（PNS)®」（福井大学医学部附属病院看護部考案）や、動線のムリ・ムラ・ムダを省き、患者のそばで仕事ができるように、製造業のセル生産方式の考え方を2010（平成22）年に取り入れた「セル看護方式®」（飯塚病院考案）などの看護方式も開発、導入されていますが、本書では看護方式の詳細な説明は省略します。

3……… 看護師のタイムスケジュール

❶日勤

日勤帯では、治療や検査、医師の診察（回診）、理学療法士等によるリハビリテーション、管理栄養士による栄養指導、薬剤師による服薬指導、看護師による清潔ケア

表2 3交代制のタイムスケジュール例

時間	8時	10	12	14	16	18	20	22	24	2	4	6	8
日勤													
主な仕事内容	←→ ・情報収集 ・深夜勤から申し送り受ける ・チーム内での打ち合わせ ・点滴準備、検査準備など ←→ ・バイタルサイン測定、記録 ・手術送り出し、検査送り出し ・点滴交換、処置介助 ・入院患者対応 ・排泄介助 ・体位変換（2時間ごと） ・清潔ケアなど		←→ ・休憩（交代で昼食） ・昼食配膳、食事介助 ・配薬、口腔ケア ←→ ・患者カンファレンス ・手術帰室、検査帰室 ・午後入室の手術送り出しなど ・バイタルサイン測定、記録 ・生活指導 ・点滴準備や交換 ・看護記録		・準夜勤へ申し送り								
準夜勤													
主な仕事内容					←→ ・情報収集 ・日勤から申し送り受ける ・患者ラウンド、点滴交換 ・バイタルサイン測定、記録 ←→ ・夕食配膳、食事介助 ・配薬、口腔ケア ・排泄介助 ・体位変換（2時間ごと） ・手術帰室		←→ ・患者ラウンド ・持続点滴確認など ・眠前薬配薬 ←→ ・消灯 ・休憩（交代で夕食） ・患者ラウンド（2時間ごと） ・看護記録		・深夜勤へ申し送り				
深夜勤													
主な仕事内容									←→ ・情報収集 ・準夜勤から申し送りを受ける ・患者ラウンド（2時間ごと） ・点滴確認、体位変換（2時間ごと） ・排泄介助 ←→ ・交代で1〜2時間休憩や仮眠 ・救急カートの点検整備 ・回診車の点検整備 ・ステーションの整理整頓 ・看護記録			←→ ・患者起床 ・バイタルサイン測定、記録 ・採血、点滴交換など ・洗面介助 ←→ ・朝食配膳、食事介助 ・配薬、口腔ケア ・手術入室準備 ・日勤へ申し送り	

表3 2交代制のタイムスケジュール例（もっとも多い16時間夜勤の場合）

時間	8時	10	12	14	16	18	20	22	24	2	4	6	8

日勤（8時〜17時ごろ）

主な仕事内容：
- ← 情報収集 →
- ・深夜勤から申し送り受ける
- ・チーム内での打ち合わせ
- ・点滴準備、検査準備など
- ← 休憩（交代で昼食）→
- ・昼食配膳、食事介助
- ・配薬、口腔ケア
- ・夜勤へ申し送り
- ・バイタルサイン測定、記録
- ・手術送り出し、検査送り出し
- ・点滴交換、処置介助
- ・入院患者対応
- ・排泄介助
- ・体位変換（2時間ごと）
- ・清潔ケアなど・看護記録
- ・患者カンファレンス
- ・手術帰室、検査帰室
- ・午後入室の手術送り出しなど
- ・バイタルサイン測定、記録
- ・生活指導
- ・点滴準備や交換

深夜勤（16時半〜翌9時ごろ）

主な仕事内容：
- ・日勤へ申し送る
- ← 情報収集 →
- ・日勤から申し送り受ける
- ・患者ラウンド、点滴交換
- ・バイタルサイン測定、記録
- ・夕食配膳、食事介助
- ・配薬、口腔ケア
- ・排泄介助
- ・体位変換（2時間ごと）
- ・手術帰室
- ・眠前配薬
- ・洗面介助
- ・消灯
- ・点滴確認
- ・患者ラウンド（2時間ごと）
- ・看護記録
- ・休憩（交代で2時間休憩・仮眠）
- ・救急カートの点検整備
- ・回診車の点検整備
- ・ステーションの整理整頓など
- ・患者起床
- ・バイタルサイン測定、記録
- ・洗面介助
- ・採血、点滴交換など
- ・朝食配膳、食事介助
- ・配薬、口腔ケア
- ・手術入室準備など
- ・日勤へ申し送り

（入浴介助・清拭・洗髪・足浴・口腔ケアなど）や生活指導など多くのことが行われます。

　看護師は担当する患者さんの当日のスケジュールを確認し、1日の仕事の流れを組み立てます。勤務開始後早い段階で自分が担当であることを患者さんに伝え、患者さんとスケジュールを確認し合います。

　日勤の標準的なタイムスケジュールは表2、表3を参照してください。

❷夜勤

　夜勤帯では、看護師は患者さんが安全に安心して睡眠できるように、排泄を促し、歯磨きなどの口腔ケアを行います。また、患者さんの痛みを緩和したり、不眠のため医師から睡眠剤が処方されている人には投与を行ったりします。持続点滴をしている場合は、点滴の残量や滴下具合を確認します。21時〜22時に病棟の廊下や各病室の天井灯を消す「消灯」をし、室内を暗くして睡眠導入を促します。

　自分で体を動かすことができない人には、最低2時間ごとの体位変換を行い、オムツをしている人にはその際に排泄の有無を確認します。呼吸が安定しているか、ベッドからの転落などの危険がないか、点滴は予定通りに滴下しているか、などを確認するために、看護師はおおむね2時間ごとに「巡視（ラウンド）」を行います。

重症の患者さんに対しては、1時間ごとあるいは30分ごとなどにベッドサイドを訪れて、バイタルサインを観察し、医療機器の作動点検、点滴などの薬剤管理を行います。

　その間にも、翌日の日勤で使う回診車の点検整備、いつでもすぐに使えるように救急カートの点検整備などを行います。ナースステーションの整理整頓も人の少なくなった夜勤帯に行っています。

　業務が一段落した真夜中から朝にかけてメンバーが交代で1〜2時間ずつ休憩（仮眠）をとりますが、その間も必要なことが継続できるように、他のメンバーと協力し合います。

　朝6時頃天井灯を点灯し、患者さんの起床となります。その後は、排泄の援助や洗面介助を行い、体温・血圧などバイタルサインの測定、採血や空腹時の血糖測定などを行い、手術の入室準備、朝食前の配薬、朝食の配膳と、日勤者へ引き継ぐまで大忙しの時間帯となります。

　夜勤の標準的なタイムスケジュールは表2、表3を参照してください。

❸夜勤時間72時間ルール

　2006（平成18）年の診療報酬改定[*1]で設けられたのが、通称「72時間ルール」です。看護師の夜勤の負担を軽くするために、入院基本料を算定する病棟において、同じ入院基本料を算定する全病棟の看護職員の月平均夜勤時間数が72時間以下となる必要がある、というものです。

　72時間は月平均時間なので、看護師によって夜勤回数が異なり、72時間を大きく超える人も、72時間よりかなり少ない人もいます。72時間は、3交代制では月に9回、2交代制の16時間夜勤では月に4.5回夜勤をしている時間に相当します。

　72時間ルールは、看護師採用に苦労している病院にとっては非常に厳しいルールであり、その声を受けて、2016（平成28）年の診療報酬改定においてルール中の一部の要件が緩和されました。それまで「夜勤時間の合計が月16時間以下の看護師は夜勤をする看護師に含まない」であったものが、入院基本料7対1、10対1以外の病棟（いわゆる回復期・慢性期病棟）においては「月8時間未満の者は含まない」と変更されたのです。

　これまでは夜勤回数が少なく16時間に満たなかった看護師も「夜勤をする看護師」に含まれるので「夜勤をする看護師の人数」が計算上は増えます。そうすると、計算

式の結果、月平均夜勤時間が減り、看護師数に余裕ができたようになります。これは経営者側が看護師を減らす根拠になりかねず、各看護師の夜勤負担の増大が危惧されることになるのです。

　日本看護協会は、「平成28年度診療報酬改定に関する日本看護協会の見解」や「協会ニュース」を通じて、72時間要件は、看護師の夜勤負担の歯止めとして重要であり、要件緩和は、看護サービスの質の低下、医療安全リスクの高まりに直結したり、看護師の離職にもつながるため、72時間要件は堅持しなければならないという考えを公表しています。

*1　診療報酬改定

　診療報酬とは、医療施設が患者に施した医療行為や医薬品の処方に対して支払われる医療費のうち、保険者（国民健康保険や厚生年金保険など、患者が加入している医療保険）から支払われる料金のことです。診療報酬は、医師や看護師の人件費や医薬品費、医療機器費といった医療施設の運営費に使用されます。診療報酬は2年ごとに厚生労働省主管により改定されています。

【引用文献】

1）日本看護協会：「病院および有床診療所における看護実態調査」解説，看護，2020，73（1），p.37.
2）日本看護協会：2019年「病院看護実態調査」解説，看護，2020，72（10），p.60-61.

【参考文献】

1）日本看護協会：看護職の夜勤・交代制勤務に関するガイドライン，2013.
　　https://www.nurse.or.jp/home/publication/pdf/guideline/yakin_guideline.pdf（2021年6月25日確認）
2）櫻井知賀ほか：わが国における看護方式の変遷に関する文献検討，大阪市立大学看護学雑誌，第11巻，2015.
3）日本看護協会：2019年病院看護実態調査，2020.
　　https://www.nurse.or.jp/up_pdf/20200330151534_f.pdf（2021年6月25日確認）

2 看護師のスキルアップとキャリア

1 ｜ 看護師のキャリアデザイン

髙橋則子

　「キャリア：career」という言葉は、さまざまな人が定義づけをしています。ここでは、文部科学省が示している定義を用います。キャリアとは「人が、生涯の中でさまざまな役割を果たす過程で、自らの役割の価値や自分と役割との関係を見いだしていく連なりや積み重ね」[1] です。人の生涯における役割は、仕事だけではなく、家庭や地域社会の中での役割もあります。仕事も含めた人生全体を視野に入れてその中で役割を見いだし、自己実現へと向かうプロセスと考えることができます。

　キャリアデザインは、文字通り「キャリア」を「デザイン：design」することです。簡単にいえば「人生設計」です。「看護師のキャリアデザイン」を考える場合、看護師として仕事をしながらも子育て・家族の介護・地域のつき合い、また能力向上のための大学院進学や長期間の研修参加などがあります。仕事とプライベートの調和を図りながら、どのような看護職になって役割を果たしたいか、夢（目標）を描いて、計画しながら学習と経験を積み重ねることが大切です。

　看護学生時代も将来どうしたいか、どうなりたいかなどを考えますが、業務が一通りできるようになると、将来の夢が具体的になってきます。

　仕事を通してさまざまな疑問を感じ、それを解き明かしたいと大学院進学を決める人、専門知識・技術をもっと深めてより効果的・効率的な看護ができるようになりたいと認定看護師や専門看護師をめざす人、地域で命と暮らしを支える訪問看護師になりたいと考える人、あるいは、チームを動かしめざす看護ができるよう看護管理者になりたい、大学や専門学校の教員となって看護職を育てる仕事に就きたい、看護学の発展に寄与できる研究ができる大学の教授をめざす、海外で看護師として働いてみたい、などなど、いろいろな夢が描けます。

　夢を実現するためのプロセスとして、いろいろなことに興味をもって学び、複数の

部署を楽しみながら経験することをおすすめします。

1········看護師のクリニカルラダー

　日本では、看護師の資格は一度取得すると、その資格を活かしてさまざまな場で生涯にわたって仕事をすることができます。しかし、医療の高度化、少子高齢化の進展などによる医療提供体制の変化、人々の医療に対する意識の変化などにともなって、暮らしと医療を支える看護師は、働く場が多様化してきています。さまざまな場で、患者さんや利用者さんのニーズに応えるためには、高い看護実践能力が求められます。

　そこで日本看護協会は、あらゆる施設や場で共通する看護実践能力の指標を開発し、2016（平成28）年に「看護師のクリニカルラダー（日本看護協会版）」（以下、JNAラダー）として公表しました（表4）。

　クリニカルは「clinical＝臨床の」、ラダーは「ladder＝梯子」ですので、看護師のクリニカルラダーを直訳すれば「看護師の臨床の梯子」です。梯子を1段ずつ登るように、看護師としての自身の成長と、より質の高い看護サービスを提供するために活用するものです。日本看護協会は、JNAラダーの目的を、❶看護実践の場や看護師の背景にかかわらず、すべての看護師に共通する看護実践能力の指標の開発と支援、❷看護実践能力の適切な評価による担保および保証、❸患者や利用者等への安全で安心な看護ケアの提供[2]としています。

　クリニカルラダーは、施設独自で作成したものを活用している場合と、JNAラダーを基本にしている場合とがあります。いずれにしても、仕事に就いてからの臨床経験と学習の積み重ねがとても重要ですので、多くの看護師がクリニカルラダーを積極的に活用して、自分の課題を明確にしながら能力向上に取り組んでいます。

2········新人看護師教育と研修

　保健師助産師看護師法と、看護師等の人材確保の促進に関する法律の改正により、2010（平成22）年に「新人看護職員研修の努力義務化」という制度が導入されました。それにより現在は、新たに大学・専門学校を卒業して就職してきた新人看護師を採用する病院では、約1年間を研修期間と位置づけて丁寧に新人教育をしています。

　厚生労働省は2011（平成23）年に公表した「新人看護職員研修ガイドライン」の中で、所属部署の直接の指導者だけではなく、部署スタッフ全員が新人を見守り、幾重

表4**看護師のクリニカルラダー(日本看護協会版)**

看護の核となる実践能力:看護師が論理的な思考と正確な看護技術を基盤に、
ケアの受け手のニーズに応じた看護を臨地で実践する能力

			I	II
定義		レベル		
		レベル毎の定義	基本的な看護手順に従い必要に応じ助言を得て看護を実践する	標準的な看護計画に基づき自立して看護を実践する
看護の核となる実践能力	ニーズをとらえる力	レベル毎の目標	助言を得てケアの受け手や状況(場)のニーズをとらえる	ケアの受け手や状況(場)のニーズを自らとらえる
		行動目標	□助言を受けながらケアの受け手に必要な身体的、精神的、社会的、スピリチュアルな側面から必要な情報収集ができる □ケアの受け手の状況から緊急度をとらえることができる	□自立してケアの受け手に必要な身体的、精神的、社会的、スピリチュアルな側面から必要な情報収集ができる □得られた情報をもとに、ケアの受け手の全体像としての課題をとらえることができる
	ケアする力	レベル毎の目標	助言を得ながら、安全な看護を実践する	ケアの受け手や状況(場)に応じた看護を実践する
		行動目標	□指導を受けながら看護手順に沿ったケアが実施できる □指導を受けながら、ケアの受け手に基本的援助ができる □看護手順やガイドラインに沿って、基本的看護技術を用いて看護援助ができる	□ケアの受け手の個別性を考慮しつつ標準的な看護計画に基づきケアを実践できる □ケアの受け手に対してケアを実践する際に必要な情報を得ることができる □ケアの受け手の状況に応じた援助ができる
	協働する力	レベル毎の目標	関係者と情報共有ができる	看護の展開に必要な関係者を特定し、情報交換ができる
		行動目標	□助言を受けながらケアの受け手を看護していくために必要な情報が何かを考え、その情報を関係者と共有することができる □助言を受けながらチームの一員としての役割を理解できる □助言を受けながらケアに必要と判断した情報を関係者から収集することができる □ケアの受け手を取り巻く関係者の多様な価値観を理解できる □連絡・報告・相談ができる	□ケアの受け手を取り巻く関係者の立場や役割の違いを理解したうえで、それぞれと積極的に情報交換ができる □関係者と密にコミュニケーションを取ることができる □看護の展開に必要な関係者を特定できる □看護の方向性や関係者の状況を把握し、情報交換できる
	意思決定を支える力	レベル毎の目標	ケアの受け手や周囲の人々の意向を知る	ケアの受け手や周囲の人々の意向を看護に活かすことができる
		行動目標	□助言を受けながらケアの受け手や周囲の人々の思いや考え、希望を知ることができる	□ケアの受け手や周囲の人々の思いや考え、希望を意図的に確認することができる □確認した思いや考え、希望をケアに関連づけることができる

Ⅲ	Ⅳ	Ⅴ
ケアの受け手に合う個別的な看護を実践する	幅広い視野で予測的判断をもち看護を実践する	より複雑な状況において、ケアの受け手にとっての最適な手段を選択しQOLを高めるための看護を実践する
ケアの受け手や状況（場）の特性をふまえたニーズをとらえる	ケアの受け手や状況（場）を統合しニーズをとらえる	ケアの受け手や状況（場）の関連や意味をふまえニーズをとらえる
□ケアの受け手に必要な身体的、精神的、社会的、スピリチュアルな側面から個別性をふまえ必要な情報収集ができる □得られた情報から優先度の高いニーズをとらえることができる	□予測的な状況判断のもと身体的、精神的、社会的、スピリチュアルな側面から必要な情報収集ができる □意図的に収集した情報を統合し、ニーズをとらえることができる	□複雑な状況を把握し、ケアの受け手を取り巻く多様な状況やニーズの情報収集ができる □ケアの受け手や周囲の人々の価値観に応じた判断ができる
ケアの受け手や状況（場）の特性をふまえた看護を実践する	様々な技術を選択・応用し看護を実践する	最新の知見を取り入れた創造的な看護を実践する
□ケアの受け手の個別性に合わせて、適切なケアを実践できる □ケアの受け手の顕在的・潜在的ニーズを察知しケアの方法に工夫ができる □ケアの受け手の個別性をとらえ、看護実践に反映ができる	□ケアの受け手の顕在的・潜在的なニーズに応えるため、幅広い選択肢の中から適切なケアを実践できる □幅広い視野でケアの受け手をとらえ、起こりうる課題や問題に対して予測的および予防的に看護実践ができる	□ケアの受け手の複雑なニーズに対応するためあらゆる知見（看護および看護以外の分野）を動員し、ケアを実践・評価・追求できる □複雑な問題をアセスメントし、最適な看護を選択できる
ケアの受け手やその関係者、多職種と連携ができる	ケアの受け手を取り巻く多職種の力を調整し連携できる	ケアの受け手の複雑なニーズに対応できるように、多職種の力を引き出し連携に活かす
□ケアの受け手の個別的なニーズに対応するために、その関係者と協力し合いながら多職種連携を進めていくことができる □ケアの受け手とケアについて意見交換できる □積極的に多職種に働きかけ、協力を求めることができる	□ケアの受け手がおかれている状況（場）を広くとらえ、結果を予測しながら多職種連携の必要性を見極め、主体的に多職種と協力し合うことができる □多職種間の連携が機能するように調整できる □多職種の活力を維持・向上させる関わりができる	□複雑な状況（場）の中で見えにくくなっているケアの受け手のニーズに適切に対応するために、自律的な判断のもと関係者に積極的に働きかけることができる □多職種連携が十分に機能するよう、その調整的役割を担うことができる □関係者、多職種間の中心的役割を担うことができる □目標に向かって多職種の活力を引き出すことができる
ケアの受け手や周囲の人々に意思決定に必要な情報提供や場の設定ができる	ケアの受け手や周囲の人々の意思決定に伴うゆらぎを共有でき、選択を尊重できる	複雑な意思決定プロセスにおいて、多職種も含めた調整的役割を担うことができる
□ケアの受け手や周囲の人々の意思決定に必要な情報を提供できる □ケアの受け手や周囲の人々の意向の違いが理解できる □ケアの受け手や周囲の人々の意向の違いを多職種に代弁できる	□ケアの受け手や周囲の人々の意思決定プロセスに看護職の立場で参加し、適切な看護ケアを実践できる	□適切な資源を積極的に活用し、ケアの受け手や周囲の人々の意思決定プロセスを支援できる □法的および文化的配慮など多方面からケアの受け手や周囲の人々を擁護した意思決定プロセスを支援できる

Ⓒ 2016 Japanese Nursing Association

〈出典〉日本看護協会編：「看護師のクリニカルラダー（日本看護協会版）」活用ガイド．日本看護協会出版会，2019，p.128-129.

図2 新人看護職員研修における組織の体制

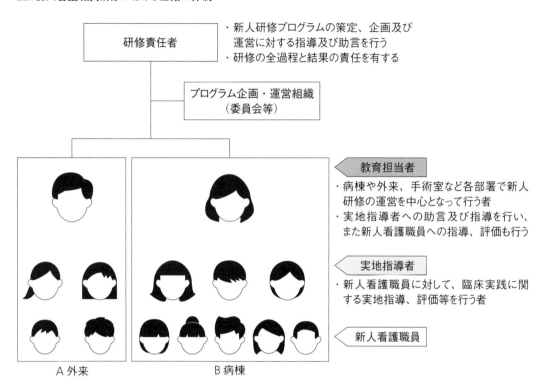

研修責任者
・新人研修プログラムの策定、企画及び運営に対する指導及び助言を行う
・研修の全過程と結果の責任を有する

プログラム企画・運営組織（委員会等）

教育担当者
・病棟や外来、手術室など各部署で新人研修の運営を中心となって行う者
・実地指導者への助言及び指導を行い、また新人看護職員への指導、評価も行う

実地指導者
・新人看護職員に対して、臨床実践に関する実地指導、評価等を行う者

新人看護職員

A 外来　　　　　　B 病棟

　ものサポート体制を組織として構築することが望ましいとして、図2のような研修体制をとるよう求めています。

❶集合研修

　研修対象者を部署から離れた会場に集めて行う研修を集合研修といいます。職場を離れて行う教育ですので、Off the Job Training（OFF-JT）といわれます。新人看護師対象の研修は、1年間ほぼ毎月1回、講義や演習形式で行われます。病院や看護部の理念や方針、就業規則、感染防止対策、医療安全についてなど、全員に必ず知っておいてほしいことは就職初期のうちに行われ、施設で用いている看護理論、看護記録の考え方・書き方、採血や注射の技術、フィジカルアセスメント、看護観を深める事例検討など、全員共通に必要な内容がプログラムされています。

　定期的に集まることで、情報交換ができ、お互いの近況がわかり、励まし合うことができるよい機会となります。

しかし、2020（令和2）年度の新型コロナウイルス感染症の拡大によって、多人数で同じ会場に集まる集合研修は困難となりました。各施設は、急遽eラーニングやビデオ会議システムを活用したオンライン研修を導入したり、密にならないように広い会場で少人数の集合研修を分散して行ったりと対応に追われました。

これからも感染防止対策を徹底しながら、効果的な集合研修の方法を工夫することが必要となります。

❷OJT

OJTとは、On the Job Trainingの略で、新人や未経験者に対して、実務を体験させながら仕事を覚えてもらう教育手法です。「現場教育」ともいわれます。現場で業務を遂行する中で知識や技術を学び、上司や先輩からの助言や指導を受けたりします。

OJTは、その部署に必要な知識や技術（部署で扱う主な病気の治療・看護に関する知識、症状の観察ポイント、点滴の準備や確認方法、血糖測定の意味や手技、使用している医療機器の目的や使用方法など）を中心に行われ、主に「実地指導者」が指導してくれます。最初はまず指導者が行うのを見学し、次に指導者の指導を受けながらやってみて、最後は1人でやるところを指導者に見てもらい、OKが出たら、次からは1人で行う、というように段階を踏んだ指導が行われます。

OJTを受けるに当たって、eラーニングを活用した事前学習を取り入れている病院が

表5 **新人看護師を支える支援体制**

名称	概要
プリセプターシップ	＊指導者をプリセプター、新人をプリセプティという ＊ある一定期間（病院によって期間は違う）、同じ勤務を一緒に行いながら、さまざまなことを手本を示しながら指導してくれる（アセスメント、看護技術、業務の仕組みや職場のルールなど） ＊新人看護職員研修初期の段階で効果的
チューターシップ	＊決められた相談相手（チューター）を配置し、仕事から学習の仕方、精神面、生活など多方面にわたって相談や支援をしてくれる ＊日々の業務はほかの先輩がペアになって指導をしてくれる場合が多い
メンターシップ	＊メンターはもともと「師匠」という意味 ＊新人看護師の味方になり、指導、助言、相談に乗ってくれる支援的役割を果たす ＊中長期的なキャリア支援、成長を支援 ＊新人看護職員研修後期以降の支援者としてふさわしい
チーム支援型	＊特定の指導係を置かず、チームで新人看護職員を教育・支援する ＊チーム内で役割分担し、それぞれのメンバーが得意な分野を指導する

〈出典〉厚生労働省：新人看護職員研修ガイドライン【改訂版】, 2014. を参考に作成

111

増えています。自己学習は必要ですが、睡眠不足になると疲労が蓄積し、心身の健康にも影響を及ぼしますので、疲労回復できる睡眠時間はきちんと確保するよう、スケジュール調整や時間管理が大切です。

❸新人看護師を支える支援体制

　新人看護師を支援する体制は病院によって異なりますが、表5のように、いろいろな体制をとって、新人看護師がスムーズに職場環境に慣れ、看護師として成長していけるようにしています。

3⋯⋯⋯中堅看護師の継続教育と研修

　「中堅看護師」とは、どの程度の経験や看護実践力をもつ看護師のことをいうのでしょうか？

　看護大学や看護専門学校を卒業して看護師免許を取得して最初の1年間は「新人」と呼ばれ、努力義務となった研修を受けながら仕事を覚えます。その後も先輩や上司のサポートを受けながら働き、臨床経験3年程度でようやく1人前の扱いです。中堅はもともと軍隊の「精鋭部隊」という意味があることから、病棟や外来などでチームの中心になって仕事をする看護師といえます。少なくとも看護師経験5年以上は必要です。また、JNAラダーでいえば、レベルⅢ「ケアの受け手に合う個別的な看護を実践する」以上の力をもっている看護師でしょう。

　施設によって看護師の年齢構成や経験年数構成が異なります。都内にある大学病院などでは、全体の1割前後が新人看護師であり、臨床経験6～7年で30歳前後が「中堅」といわれることが多いようです。経験年数の長い看護師が多い地方の病院では、経験10年～15年以上でようやく「中堅」といわれるところもあるでしょう。

　前述したように、看護職は基礎教育だけでなく看護師になってからも継続して学び続けることが必要かつ重要です。大学や専門学校を卒業してからの教育には以下のものがあります。

❶大学や大学院などで学んで学位をとる「卒後教育」

❷職場で必要な知識・技術を施設内で学習する「院内教育」

❸日本看護協会や教育機関、学会などが主催する「施設外教育」

❹個人で主体的に学ぶ「自己啓発」

継続教育は、「卒後教育」以外の「院内教育」「施設外教育」「自己啓発」を指します。

中堅になると、看護学生や後輩の指導者となったり、夜勤のリーダーやチームリーダーの役割を担ったりするようになるので、院内教育では、名称はさまざまですが「指導者研修」や「リーダー研修」などが行われます。

4………看護師の仕事を長く続けるために

『平成31年／令和元年　看護関係統計資料集』（日本看護協会出版会編）によると、2018（平成30）年の調査では看護職の中で男性看護職の総数は11万8,284人、看護職全体の約7％です。女性の占める割合が非常に高い仕事ですので、出産、育児と仕事の両立は大きな課題となります。

また、男女問わず高齢化にともなって親の介護を担う看護職も増えています。ほかにも、大学院への進学、専門看護師や認定看護師の資格取得、海外留学などのために一定期間仕事を休むこともあります。

社会全体で法律の整備も進み、子育て・介護支援の充実、働く人の健康を考えた労働環境改善への取り組みが義務化されています。施設側も院内保育や病児保育を行ったり、短時間正職員制度を導入したり、学修支援をしてくれたりします。個々の事情によって受けられる支援はいろいろありますので、職場の上司や人事担当者に相談しながら、仕事を辞めずに柔軟な働き方をして、看護職としてのキャリアを積み重ねていくことができます。

引用文献

1）文部科学省：今後の学校におけるキャリア教育・職業教育のあり方について（答申），2011.
2）日本看護協会編：「看護師のクリニカルラダー（日本看護協会版）」活用ガイド，日本看護協会出版会，2019，p.125.

参考文献

1）井部俊子監修，手島恵編集：看護管理学習テキスト第3版　第3巻 人材管理論2021年版，日本看護協会出版会，2021.

1⋯⋯⋯看護師長の仕事とやりがい

❶看護師長の仕事

　一般的な看護部の組織図（図3）を示しましたが、病院では、だいたい1つの病棟に1人の看護師長（以下、師長）がいます。外来は、複数の診療科やユニットを1人の師長が担当していることが多いでしょう。

　一般の病棟はベッド数40〜60床が多いのですが、そこには、入院患者さん7人に対して看護師1人とか10人に1人など、診療報酬で規定された数の看護師が配置されています。看護師はだいたい25人前後〜35人前後、数人の看護補助者も配置されています。

　外来部門には、患者数30人に対して看護師1人を配置するようになっています。単純計算では、外来患者数1日平均200人規模では7人程度となり、外来患者数2,000人規模では67人程度ですが、実際はその割合より多くの看護師が配置されています。

　師長は、病棟や外来などで提供される「看護サービスの質保証」と「安全で快適な療養環境保持」の責任者です。

図3 看護部の一般的な組織図

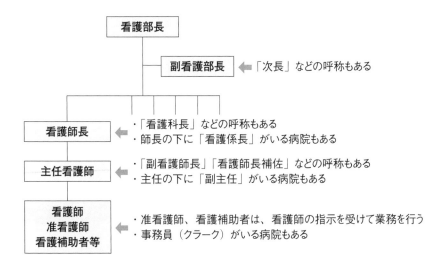

看護サービスの質を維持・向上させるには、看護師の能力向上が必要不可欠です。ですから、師長の最も大きな仕事は、担当部署の看護人材の育成です。看護師の知識や技術、患者さんに対する接遇マナー、他の職種との連携向上などを図るために現場教育を企画し、人材育成に力を入れています。

　また、看護師個々の能力や性格も考慮して、チーム編成をしたり、勤務表を作成したり、日々発生するさまざまな問題を解決し、安全で安心な医療・看護が提供されるよう、外からは見えにくい活動（マネジメント）をしています。

　師長は、病院の理念や方針、看護部の方針に則って担当部署の看護についての方針を明確に示し、チームが一体感をもって患者さんの看護にあたるよう努めています。看護師だけでなく、医師や薬剤師、管理栄養士など他の職種の働き方にも注目し、職種間の連携や協働がうまくいくよう調整役も担っています。

　安全で快適な療養環境保持のために、病棟や外来の療養環境に目を配り、破損や不具合があればすぐに修理を依頼します。室温や湿度を適切に保ち、転倒や転落などの危険がないかも点検し、改善を図ります。このようなことは、自分だけでなく、看護スタッフも同じような視点をもてるよう教育・指導をします。

　労務管理や物品管理も大切な仕事です。看護師や看護補助者が長時間労働にならないよう業務改善に努め、休日などの希望を聞きながら勤務表を作成し、働きやすい職場環境の維持に努めています。治療・看護に必要な物品の過不足がないか、無駄に使っていないか、衛生的に保管管理されているかなどもチェックしています。

❷看護師長になるには

　師長への昇格のルートは施設によってかなり違います。

　一般的には、クリニカルラダーを活用して能力向上を図り、看護師としての働きぶりが認められると、徐々にいろいろな役割が与えられます。患者さんや家族からの評判もよく、スタッフから信頼されるようになると、指導的役割やチームのリーダー的役割を任され、主任看護師（呼称は病院によって異なります）に昇進し、主任として責任をもって行動しチームをまとめることができると、師長に推薦され、師長会議などでも検討されて最終的に看護部のトップである看護部長が決定すれば師長となります。

　病院によっては「人事評価制度」を取り入れているところもあり、自己評価と共に他者評価も受け、その評価点数なども昇進や昇格に際して考慮されます。また、昇進

試験を取り入れている病院もあり、主任試験、師長試験などを受けて合格したら役職に就ける、というところもあります。

　個人が経営しているクリニックや小規模な病院では、院長が決めるというところもあり、さまざまです。

　いずれにしても、師長に求められる能力は、人間関係を築くのが上手で、自分の考えを論理的に表現でき、看護判断力や問題解決能力に長けていることです。

❸看護師長のやりがい

　師長がやりがいを感じる内容にも個人差があります。

　大多数の師長は、仕事の成果で感じることが多いと思います。たとえば以下のようなことです。

・自分の担当する部署の看護が、患者さんなどに褒められ信頼されるようになった
・チームのコミュニケーションがよく一体感があり、働きやすいチームづくりができた
・部下である看護スタッフを意図的に教育し、成長が感じられる
・自分の意見や提案を、同僚や上司（看護部長）が認めて取り入れてくれた
・業務改善や労働環境の改善により、スタッフのモチベーションが上がった
・自分の部署で取り組んだ看護研究を、学会や誌上で発表して高い評価を受けた

　つまり、患者さんや組織に認められ貢献できていると感じられることが、師長としてのやりがいになると思います。

　筆者の場合は、師長は立場上、直接患者さんのケアをする機会はかなり減ってしまいますので、看護スタッフを介して自分がアドバイスして実践された看護がうまくいった時にやりがいを感じました。「うまくいく」とは、患者さんの痛みや苦痛な症状が緩和し、悩みや不安が消失または軽減して患者さんに笑顔が見られたり、表情が穏やかになったりすることです。部下である看護スタッフが患者さんからよい評価を受けた時に、とても嬉しく感じました。

　「看護の評価は対象の変化から」が基本です。看護の対象が主に患者さんであるように、指導や教育の対象者である部下や看護学生によい変化が見られたら、それもやりがいになります。

2……… 看護部長の仕事とやりがい

❶ 看護部長の仕事

看護部長は、病院内で最も人数の多い組織である看護部のトップです。近年は副院長を兼任している病院も増えています。副院長であるかどうかは別にして、看護部長は病院の経営会議等にも参加しており、病院全体の医療の質向上や医療収入向上に向けた提案や意見を述べる役割も担っています。

病院がその機能を発揮し、安定的な経営をするためにはさまざまな要件がありますが、決められた一定以上の看護師数を安定的に維持し、良質な看護サービスが提供できるように看護部門を管理運営することが欠かせません。看護師の確保・定着には、看護師が働きたいと思える魅力的な病院・看護部にしていかなければなりません。看護専門職としてやりがいが感じられ、働きやすく仕事を続けやすい労働環境にしていかなければ、看護師の確保と定着は難しいのです。

看護部長は、病院の理念や方針にしたがって看護部の運営方針を明確にし、副部長や師長たちを介して方針が徹底されるようにします。各部署を担当している師長がしっかりしていると、現場のスタッフは安心・安定して患者さんの看護に力を注げます。したがって、看護部長にとって師長の育成は重要な課題です。

❷ 看護部長になるには

これも病院によってさまざまです。自施設の副看護部長（小規模病院であれば師長）の中から選抜されることが多いと思いますが、公募し選挙で選ぶ病院もあります。また、自施設に候補者がいない場合、他施設に依頼して紹介された人が看護部長に就く場合もあります。

年々大学を卒業して看護師になる人が増えており、看護学修士号や看護学博士号を取得する看護師も徐々に増えていますので、これからの看護部長は、看護学修士以上の学歴を求められるようになるかもしれません。

看護部長は、看護部門のトップであると共に、病院の経営陣の1人として、広い視野・先見性・経営感覚をもち、論理的思考力が高く、院長や他部門・他職種に対してもアサーティブ・コミュニケーション（相手の意見を尊重しながら、誠実に率直に自分の意見を主張するコミュニケーション）ができることも大切です。

❸看護部長のやりがい

　看護部長のやりがいは、一言でいえば「組織の変革ができること」です。

　たとえば、看護部長が「身体抑制ゼロをめざす」という方針を出したとします。身体抑制とは、患者さんに「安全に治療ができなくなる行動がある」、あるいは「事故の危険性がある」という理由で、ひもや抑制帯などの道具を使用して、ベッドや車椅子にしばったり4点柵（ベッドの四方を柵で囲む）でベッドから降りられなくしたりすることをいいます。

　「しばる」と聞くと、「えっ！」と思われる方もあるでしょう。しかし、急性期の病院などでは、手術や治療で点滴用のチューブが血管内に留置されていたり体内にドレーンという管が入れられていたりしていても、患者さんの意識がはっきりしなかったり、認知機能障害があったりすると、現状を理解できず、自分で抜いてしまうことがあります。そのような場合、生命にもかかわりますので、患者さんの安全を第一に考えて、人権に配慮した上で、必要最小限の身体抑制が実施されることがあります。医師・看護師・他の医療従事者と相談してやむを得ないと判断した場合、医師の指示によって、家族にも説明し同意を得た上で実施することは容認されているのです。もちろん、抑制中の観察、早期解除に向けた取り組みが不可欠です。

　一方で、意識障害や認知症があって、自分の状況を正しく認識できなかったり、ほかの人に生理的な欲求を伝えられなかったりすると、転倒やベッドからの転落の危険があったり、排泄物で手を汚したりすることがあり、看護や介護する側の都合で身体抑制をする場合も現実にはあります。

　しかし身体抑制は、人間の尊厳にかかわる行為です。実施しないことが望ましいのです。現実的には難しいことではありますが、何とかして抑制をしなくても患者さんの安全を守ることができないか、と考えて「抑制ゼロ」をめざす看護師や看護管理者は増えてきています。

　どうやったら身体抑制ゼロにできるか。部下の副部長や師長、主任など看護管理者たちは一生懸命考えます。師長会議、主任会議、各部署のスタッフミーティングなどで検討が行われます。身体抑制の現状がどうなっているか実態調査を行い、患者さんの人権や人間の心理などについて学習する機会をつくり、身体抑制をしないためにはどのような観察・ケアが必要かを文献検索したり、皆で討論したりします。うまくいった事例を報告し全体で共有します。

そうしているうちに身体抑制が減少し、3年後くらいに身体抑制ゼロが達成できたとします。達成できたら、すばらしい成果です。さらに、これを維持するためには、継続的な教育と点検評価が必要になり、気をゆるめることはできません。

　このように、看護部長である自身のめざす看護ができる組織に変革できたら、その達成感はとても大きいと思います。

　また、看護師の定着が悪く、看護師集めに苦労していた病院の看護部長であれば、さまざまな業務改善や労働条件を病院にも働きかけて改善した結果、看護師が働きやすい魅力的な職場と感じられ、退職率が大幅に低下し定着がよくなったとしたら、これも大いに達成感が感じられます。

　病院で最も大きな組織である看護部の力は大きく、その組織変革は病院の運営・経営にも大きな影響を与えることができます。責任が大きく重圧がかかる役職ですが、自分のめざす変革ができるのが看護部長のやりがいです。

3 | 日本看護協会の資格認定制度と特定行為の研修制度　髙橋則子

1……日本看護協会とは

　公益社団法人日本看護協会（以下、日本看護協会）は、看護職（保健師・助産師・看護師・准看護師）の資格をもつ個人が自主的に加入し運営する、日本最大の看護職能団体です。職能団体とは、専門資格をもつ専門職従事者らが、自己の専門性の維持・向上や専門職としての待遇や利益を保持・改善するための組織であると同時に、研究発表会、講演会、親睦会の開催や、会報、広報誌などの発行を通して、会員同士の交流などの役目も果たす機関でもあります。

　47都道府県看護協会（法人会員）と連携して活動する全国組織で、2021（令和3）年3月31日現在764,352人の看護職が加入しており、会員が収める年会費と各種補助金などで運営されています。個人の力だけでは解決できない看護を取り巻く課題を、組織の力で解決し、看護を発展させ、社会に貢献します。

　「教育と研鑽に根ざした専門性に基づき看護の質の向上を図る」「看護職が生涯を通して安心して働き続けられる環境づくりを推進する」「人々のニーズに応える看護領域の開発・展開を図る」を使命として、さまざまな事業を展開しています。

　また、日本看護協会は、「特定の専門あるいは看護分野で卓越した実践能力を有し、継続的に研鑽を積み重ね、その職責を果たし、その影響が患者個人に留まらず、他の看護職や医療従事者にも及ぶ存在であり、期待される役割の中で特定分野における専門性を発揮し、成果を出している者」[1] を看護職におけるスペシャリストと定義づけし、認定看護師と専門看護師をスペシャリストとしています。

2……認定看護師とは

❶認定看護師

　認定看護師（Certified Nurse：CN）は、「高度化し専門分化が進む医療の現場において、水準の高い看護を実践できると認められた看護師」です。「看護師として5年以上の実践経験（そのうち3年以上専門分野の経験）をもち」「日本看護協会が定める認定看護師教育を修め、認定看護師認定審査に合格することで取得できる資格」[2] です。

「特定の看護分野における熟練した看護技術及び知識を用いて、あらゆる場で看護を必要とする患者さんや利用者さんに、水準の高い看護実践によって看護ケアの広がりと質の向上を図ることを目的」[3] としてつくられました。

❷認定看護師の役割と資格メリット

認定看護師には次の3つの役割があります。

❶個人、家族及び集団に対して、高い臨床推論力と病態判断力に基づき、熟練した看護技術及び知識を用いて水準の高い看護を実践する（**実践**）

❷看護実践を通して看護職に対し指導を行う（**指導**）

❸看護職等に対しコンサルテーションを行う（**相談**）

認定看護師の資格があり、認定分野の知識・技術が高く適切な指導や助言ができると、その専門分野に秀でている看護師として、看護師たちからだけでなく、医師やほかの職種の人たちからも一目置かれます。頼りになる存在と認識されると、医師からも相談が寄せられます。自分の専門能力が発揮され、医療チームに貢献していると感じられ、やりがいがもてるでしょう。

また、現在の診療報酬制度では、さまざまな加算を算定するための要件として認定看護師が専従で仕事をしていることが求められています。たとえば、感染管理にかかわる加算を算定する要件として、感染管理認定看護師が感染対策室に専従で配置されていることが必要です。病院で設置する専門チームである、褥瘡対策チームには皮膚・排泄ケア認定看護師が、緩和ケアチームには緩和ケア認定看護師などが専従のメンバーとして配置され活動することが求められます。ほかにもありますが、これらの専門チームが設置できるかどうかは病院の医療収入に大きくかかわりますので、認定看護師の必要性は高まっています。

❸認定看護分野と登録者数

認定看護分野は医療ニーズの変遷にともなって徐々に増えてきました。これまでは表6の左側に示した21分野のA課程認定看護師教育機関は、2026年度をもって終了することが決まっています。並行して2020（令和2）年度から後述する「特定行為研修」を組み込んだ19分野のB課程認定看護師教育機関の教育が開始されました。

教育により目指す認定看護師像は「あらゆる場で看護を必要とする対象に、高い臨床推論力と病態判断力に基づく水準の高い看護を実践できる認定看護師」[4] とされています。2021年度には新たなB認定看護師教育を修了した認定看護師が誕生しました。A

表6 認定看護分野と登録者数

(2021年3月現在)

21分野：A課程		登録者数
1	救急看護	1,346
2	集中ケア	1,230
3	緩和ケア	2,577
4	がん性疼痛看護	772
5	がん化学療法看護	1,696
6	乳がん看護	374
7	がん放射線療法看護	356
8	新生児集中ケア	442
9	小児救急看護	264
10	手術看護	694
11	糖尿病看護	932
12	皮膚・排泄ケア	2,589
13	感染管理	3,006
14	慢性呼吸器疾患看護	342
15	慢性心不全看護	476
16	脳卒中リハビリテーション看護	785
17	透析看護	291
18	認知症看護	1,893
19	摂食・嚥下障害看護	1,042
20	訪問看護	685
21	不妊症看護	179

19分野：B課程	
1	クリティカルケア
2	緩和ケア
3	がん薬物療法看護
4	乳がん看護
5	がん放射線療法看護
6	新生児集中ケア
7	小児プライマリケア
8	手術看護
9	糖尿病看護
10	皮膚・排泄ケア
11	感染管理
12	呼吸器疾患看護
13	心不全看護
14	脳卒中看護
15	腎不全看護
16	認知症看護
17	摂食嚥下障害看護
18	在宅ケア
19	生殖看護

計 21,971

〈出典〉日本看護協会ホームページ：分野別所属先種別登録者数一覧（2021年3月）
https://nintei.nurse.or.jp/nursing/qualification/cn（2021年7月10日確認）

課程修了認定看護師も、所定の研修を受けることでB課程認定看護師となることができますし、引き続きA課程修了認定看護師としても活動できます。

❹認定看護師の資格を取得するには

図4に認定看護師の資格を取得するまでの流れとかかる費用を示しました。教育費用だけで100万円はかかります。遠方の教育機関を受講する場合は、別に宿泊費や交通費がかかります。資格を取得してからも5年ごとに更新する必要があり、更新する場合も審査があり、費用も発生します。勤務する施設によっては、受講費用等の補助があります。

3……… 専門看護師とは

専門看護師（Certified Nurse Specialist：CNS）は，「水準の高い看護を効率よく行うための技術と知識を深め、卓越した看護を実践できると認められた看護師」[5]です。日

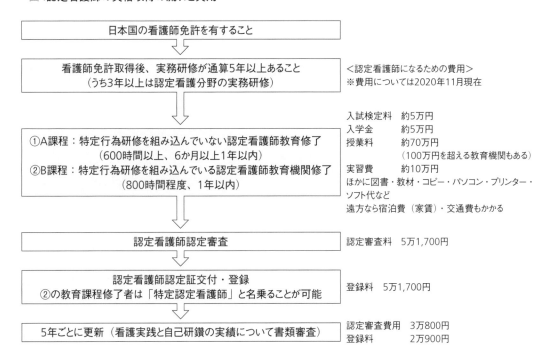

図4認定看護師の資格取得の流れと費用

日本国の看護師免許を有すること

看護師免許取得後、実務研修が通算5年以上あること （うち3年以上は認定看護分野の実務研修）

<認定看護師になるための費用>
※費用については2020年11月現在

①A課程：特定行為研修を組み込んでいない認定看護師教育修了 （600時間以上、6か月以上1年以内） ②B課程：特定行為研修を組み込んでいる認定看護師教育機関修了 （800時間程度、1年以内）

入試検定料　約5万円
入学金　　　約5万円
授業料　　　約70万円
　　　　　　（100万円を超える教育機関もある）
実習費　　　約10万円
ほかに図書・教材・コピー・パソコン・プリンター・ソフト代など
遠方なら宿泊費（家賃）・交通費もかかる

認定看護師認定審査

認定審査料　5万1,700円

認定看護師認定証交付・登録 ②の教育課程修了者は「特定認定看護師」と名乗ることが可能

登録料　　5万1,700円

5年ごとに更新（看護実践と自己研鑽の実績について書類審査）

認定審査費用　3万800円
登録料　　　　2万900円

本看護協会は、「複雑で解決困難な看護問題をもつ個人、家族及び集団に対して水準の高い看護ケアを効率よく提供するための、特定の専門看護分野の知識・技術を深めた専門看護師を社会に送り出すことにより、保健医療福祉の発展に貢献し併せて看護学の向上をはかることを目的」[6] として専門看護師制度をつくりました。

　専門看護師は、看護師として5年以上の実践経験（そのうち3年以上専門分野の経験）をもち、看護系大学院の修士課程（博士前期課程）において専門看護師教育課程を修了し、日本看護協会の専門看護師認定審査に合格することで取得できる資格です。

❶専門看護師の役割と資格メリット

　専門看護師には次の6つの役割がありますが、認定看護師に比較して役割が幅広く、高度なものが求められています。

❶個人、家族及び集団に対して卓越した看護を実践する（**実践**）

❷看護者を含むケア提供者に対しコンサルテーションを行う（**相談**）

❸必要なケアが円滑に行われるために、保健医療福祉に携わる人々の間のコーディネー

ションを行う（**調整**）

❹個人、家族及び集団の権利を守るために倫理的な問題や葛藤の解決を図る（**倫理調整**）

❺看護者に対しケアを向上させるため教育的役割を果たす（**教育**）

❻専門知識及び技術の向上ならびに開発を図るために実践の場における研究活動を行う（**研究**）

　専門看護師は、複雑で対応が困難な課題を抱える患者・家族の、病気とその背後にある不安や葛藤等のさまざまな要因を総合的に捉え、どのような看護が必要か判断して実践したり、治療方針の決定など倫理的問題が生じやすい場面にかかわり、患者・家族の思いを尊重して治療や療養を行えるよう、他の看護師や医師等、関係する人々に働きかけたりします。

　専門看護師も認定看護師同様、その専門分野の資格によって専門チームの専従看護師となって病院へ貢献できます。たとえば、がん看護専門看護師は、がん相談支援センターの相談員や、緩和ケアチームの専従メンバーになれますし、感染症看護専門看護師は感染対策室専従メンバーとなって活躍できます。

　しかし、役割の違いにもあるように、専門看護師は、幅広く高度な活動が求められます。認定看護師は担当する分野が比較的限定された範囲での活動ですが、専門看護師の守備範囲は広く、施設全体や地域の看護の質の向上に努めることが期待されています。専門看護師の資格を取得するには、大学院の修士課程（博士前期課程）で学ぶ必要がありますので、教育課程を修了すると、修士号をもつことになります。したがって、活動の場も病院や訪問看護ステーション等のほか、大学等の教育の場での活動もできます。

　専門看護師として活動する看護師に、給与とは別に手当を付けている病院等もありますが、処遇は施設によって違いがあります。

❷専門看護分野と登録者数

　専門看護師の分野は、表7に示すように、2021（令和3）年3月現在で13分野あり、登録者数は2,744名です。

❸専門看護師の資格を取得するには

　専門看護師の養成は、日本看護協会と日本看護系大学協議会と連携して行っています。日本看護系大学協議会は、教育課程の特定、教育課程の認定・認定更新を行っており、日本看護協会は、専門看護分野の特定、認定審査・認定更新審査などを行っています。

表7専門看護分野と登録者数

現行の13分野		登録者数
1	がん看護	948
2	精神看護	365
3	地域看護	27
4	老人看護	207
5	小児看護	280
6	母性看護	87
7	慢性疾患看護	231
8	急性・重症患者看護	315
9	感染症看護	90
10	家族支援	74
11	在宅看護	87
12	遺伝看護	11
13	災害看護	22

（2021年3月現在）　計　2,744

〈出典〉日本看護協会ホームページ：分野別所属先種別登録者数一覧（2021年3月）
https://nintei.nurse.or.jp/nursing/qualification/cns（2021年7月10日確認）

図5専門看護師の資格取得の流れと費用

日本国の看護師免許を有すること

↓

看護師免許取得後、実務研修が通算5年以上あること
（うち3年以上は専門看護分野の実務研修）

＜専門看護師になるための費用＞
※費用については2020年11月現在

↓

・看護系大学院修士課程修了者で日本看護系大学協議会が定める専門看護師教育課程基準の所定の単位（総計26単位または38単位）を取得
・2020年度に26単位の教育終了後3年間を移行期間とし、2023年度までは26単位で申請可。38単位修了者についても旧課程基準により教育要件の審査。2024年度からは38単位のみ申請可。
※26単位・38単位のどちらで専門看護師を取得した場合でも同一の資格

入試検定料　3万円前後
入学金・授業料　2年間で200万円前後

ほかに図書・教材・コピー・パソコン・プリンター・ソフト代など
遠方なら宿泊費（家賃）・交通費もかかる

↓

認定審査（書類審査・筆記試験）

認定審査料　5万1,700円

↓

専門看護師認定証交付・登録

登録料　5万1,700円

↓

5年ごとに更新（看護実践と自己研鑽の実績について書類審査）

認定審査費用　3万800円
登録料　　　　2万900円

図5に専門看護師の資格を取得するまでの流れとかかる費用を示しました。大学院修士課程で2年間かかりますので、教育費用だけで約200万円となります。認定看護師と同様、遠方の教育機関を受講する場合は、別に宿泊費や交通費がかかります。資格を取得してからも5年ごとに更新する必要があります。また、更新審査があり、認定審査料や登録料が発生します。

4………認定看護管理者とは

認定看護管理者（Certified Nurse Administrator：CNA）は、日本看護協会の認定看護管理者認定審査に合格し、管理者として優れた資質をもち、創造的に組織を発展させることができる能力を有すると認められた者です。「病院や介護老人保健施設などの管理者（副院長、看護部長など：筆者加筆）として必要な知識をもち、患者・家族や地域住民に対して質の高いサービスを提供できるよう組織を改革し、発展させる能力を有すると認められた看護師」[7] です。

認定看護管理者になるには、日本国の看護師免許をもち、看護師として通算5年以上の実践経験（そのうち通算3年以上の看護師長相当以上の看護管理の経験があること）があり、下記の要件①、要件②のいずれかを満たし、認定審査に合格することが必要です。また5年ごとに、看護管理実践の実績と自己研鑽の実績等をもって更新審査があります。

要件①　認定看護管理者教育課程サードレベルを修了している者
要件②　看護管理に関連する学問領域の修士以上の学位を習得している者。

5………厚生労働省認定　特定行為研修修了看護師とは

❶特定行為研修制度が設けられた経緯

2025年には1947（昭和22）年〜1949（昭和24）年に生まれたいわゆる「団塊の世代」が75歳以上になり、人口の高齢化がさらに進みます。高齢化に加えて医療は年々高度化・複雑化しており、国民医療費はどんどん増えているので、できるだけ入院期間を短くして、在宅で療養することが求められるようになってきました。また、医師の少ない病院や地域においては、患者さんが必要な医療サービスを受けることが難しい状況があります。

国民に質が高く安全な医療を提供するためには、チーム医療の推進が必要です。医

療資源が限られている中で、看護師には、患者さんの状態を見極め、必要な医療サービスを適切なタイミングで提供するための役割が期待されるようになってきました。

個々の看護師の熟練度に任せるだけでは増大する在宅医療ニーズに応えられる看護師の確保が追いつきません。医師又は歯科医師の判断を待たずに、手順書により、一定の診療の補助、たとえば脱水時の点滴（脱水の程度の判断と輸液による補正）などを行う看護師を養成し、確保していく必要が高まっています。このため、その行為を特定し、手順書によりそれを実施する場合の研修制度を創設し、その内容を標準化することにより、今後の在宅医療等を支えていく看護師を計画的に養成していくことを目的として「特定行為に係る看護師の研修制度」が創設されました。

この制度は、保健師助産師看護師法に位置づけられており、2015（平成27）年10月から開始されています。特定行為を手順書により行う看護師は、当該特定行為の特定区分に係る特定行為研修を受けなければなりません。

法律上「特定看護師」という資格はありませんが、特定行為に係る看護師の研修制度の普及・活用にあたっては、「特定行為研修を修了した看護師」を略して「特定看護師」と呼称することは問題ないとされています。

❷特定行為とは

「特定行為」は、「診療の補助」の範囲に入る医療行為です。実践的な理解力、思考力及び判断力ならびに高度かつ専門的な知識及び技能が特に必要とされる行為として厚生労働省令で定めるものであり、2020（令和2）年12月現在、21の区分に分けられた38行為が規定されています。

特定行為区分と特定行為の一部を抜粋してご紹介します（表8）。

医師又は歯科医師が患者を特定した上で、看護師に指示書によって特定行為を実施するよう指示をします。手順書とは、医師または歯科医師が看護師に診療の補助を行わせるために、その指示として作成する文書です。患者の病状がある範囲内であれば手順書に定められた診療の補助行為を行い、実施した結果を看護師は医師または歯科医師に報告します。

❸研修修了のメリット

特定行為研修では「臨床病態学」「臨床薬理学」「臨床推論」などを学び、医師を指導者として臨地実習をするので、医師の臨床判断の思考過程を学ぶことができます。医学的な判断に必要な知識・技術を学んでいるので、よりいっそう患者さんと医師の

表8 特定行為区分と特定行為（一部抜粋）

特定行為の区分名称	特定行為
呼吸器（気道確保に係るもの）関連	・経口用気管チューブ又は経鼻用気管チューブの位置の調整
呼吸器（人工呼吸療法に係るもの）関連	・侵襲的陽圧換気の設定の変更 ・非侵襲的陽圧換気の設定の変更 ・人工呼吸管理がなされている者に対する鎮静薬の投与量の調整 ・人工呼吸器からの離脱
循環器関連	・一時的ペースメーカの操作及び管理 ・一時的ペースメーカリードの抜去 ・経皮的心肺補助装置の操作及び管理 ・大動脈バルーンパンピングからの離脱を行うときの補助の頻度の調整
血糖コントロールに係る薬剤投与関連	・インスリンの投与量の調整
術後疼痛管理関連	・硬膜外カテーテルによる鎮痛薬の投与及び投与量の調整
皮膚損傷に係る薬剤投与関連	・抗がん剤その他の薬剤が血管外に漏出したときのステロイド薬の局所注射及び投与量の調整
精神および神経症状に係る薬剤投与関連	・抗けいれん剤の臨時の投与 ・抗精神病薬の臨時の投与 ・抗不安薬の臨時の投与

※21区分あります　　　　　　　※38行為あります

架け橋になることができます。医師の判断や治療方針を理解した上で、患者さんを最もよく知る看護師がケアの方針を提示することで、チーム医療の質が高まります。

　また、医療依存度の高い方が住み慣れた地域で暮らすのを支援することができます。医療処置などのために無理を押して通院したことで状態が悪化する例も少なくありません。特に独居の方や老々介護の方などの通院にかかる負担が大きいので、特定行為ができる看護師が自宅を訪れて医療処置をしてくれたら、大いに助かります。

　訪問看護ステーション、医師の少ない地域の病院・診療所、介護施設などでは、タイムリーに適切な医療処置のできる特定行為看護師は、患者さんや利用者さんの命と暮らしを守る担い手として活躍できますので、大きなやりがいとなるでしょう。

❹研修機関

　研修を行っている教育機関は表9に示すように多岐にわたっており、2021（令和3）年3月現在では全国に合計272の指定研修機関があります。医療関係団体等には、日本看護協会や県看護協会なども含まれます。

　特定行為研修を受講するには、看護師実務経験3年以上としている研修機関もありますが、ほとんどの研修機関が実務経験5年以上とし、所属施設長の推薦や承認を要件と

表9 **特定行為研修を行う指定研修機関数（施設の種類別）**

大学	大学院	大学病院	病院 （診療所含む）	医療関係 団体等	専門学校	総計
26	14	46	168	17	1	272機関
9.6%	5.1%	16.9%	61.8%	6.3%	0.4%	100%

〈出典〉厚労省ホームページ：指定研修機関について
https://www.mhlw.go.jp/stf/seisakunitsuite/bunya/0000087753.html（2021年6月25日確認）

しています。

❺ 研修の期間

約1年かけてeラーニング、登校受講、臨地実習が行われます。共通科目を修了後、選択した区分別科目を履修し、筆記試験及び観察評価、一部の科目では実技試験に合格することによって研修を修了することができます。

特定行為研修修了後、修了した特定行為区分ごとの修了証が研修機関より交付され、研修修了者の名簿は厚生労働省に提出されるという流れになっています。

❻ 研修費用

費用は研修機関によって違いますが、入講納付金（受講納付金）で1～5万円、必修科目の共通科目受講料が20万円～40万円以上、さらに区分ごとに数万円～10万円以上かかりますので、研修費用は全体で50～70万円以上はかかるでしょう。

勤務している所属施設によっては研修費用の補助があったり、厚生労働省の教育に関する助成金の対象となっているため、教育訓練給付制度（一般教育訓練）や、人材開発支援助成金が利用できる場合があります。手続きなどについての詳細は厚生労働省のホームページ[8]を参照してください。

引用文献

1）日本看護協会編：看護に活かす 基準・指針・ガイドライン集，日本看護協会出版会，2020, p.48.
2）日本看護協会：認定看護師ってどんな看護師？
　https://nintei.nurse.or.jp/nursing/wp-content/uploads/2020/09/leaflet_CN2020_1.pdf（2021年6月25日確認）
3）日本看護協会ホームページ：認定看護師
　https://nintei.nurse.or.jp/nursing/qualification/cn（2021年6月25日確認）
4）日本看護協会ホームページ：新たな認定看護師教育基準カリキュラム作成の概要（2019年度）
　https://nintei.nurse.or.jp/nursing/wp-content/uploads/2020/03/sakuseigaiyou_B_2018_20200312.pdf（2021年6月25日確認）
5）日本看護協会ホームページ：専門看護師ってどんな看護師？
　https://nintei.nurse.or.jp/nursing/wp-content/uploads/2019/01/leaflet_CNS2019.pdf（2021年6月25日確認）
6）日本看護協会ホームページ：専門看護師
　https://nintei.nurse.or.jp/nursing/qualification/cns（2021年6月25日確認）
7）日本看護協会ホームページ：専門看護師・認定看護師・認定看護管理者.
　https://nintei.nurse.or.jp/nursing/qualification/cna（2021年6月25日確認）
8）厚生労働省ホームページ：人材開発支援助成金
　https://www.mhlw.go.jp/stf/seisakunitsuite/bunya/koyou_roudou/koyou/kyufukin/d01-1.html（2021年6月25日確認）

4 ｜ 看護師を育てる：看護教員

安井静子

1………看護教員の仕事とやりがい

❶看護教員のやりがい

　厚生労働省「衛生行政報告例」[1]によると、2018（平成30）年末現在、看護師等学校・養成所または研究機関で働いている看護教員は、全看護職の約12％に当たる19,594人います。看護教員は、未来の看護職を育てるという夢のある仕事です。看護師をはじめとする保健師・助産師等をめざして進学した学生に対して、「看護」の意味や役割、看護実践の具体的な方法、科学的に看護を思考する方法など、多岐にわたって教授し、知識・技術・態度を身につけた看護職に育てあげることです。

　入学時は真っ白だったキャンバスに学習や看護の経験による変化が加えられていき、卒業時には、オンリーワンのキャンバスが完成します。卒業後も生涯にわたって研鑽を重ね、それぞれのキャリアビジョンに向かって、自分のキャンバスに看護の経験が描かれていくのです。

　看護教員のやりがいを一言で表すとしたら、素人から看護学生、そして看護師というプロフェッショナルへと成長するプロセスに身近な立場で立ち会えることが一番の喜びといえるでしょう。さらに、教え子が、さまざまな場で活躍する様子を見聞きした時などは、看護教員の醍醐味を感じる瞬間です。

　その反面、悩みもつきません。一生懸命教えても、学生の反応が乏しかったり、期待したような成長が見えない時などは、ベテラン教員であっても自分の教育力の不足を感じ、落ち込むこともあります。しかし、その落ち込みがあるからこそ、魅力的な教え方をめざして努力するなどの自己研鑽につながっています。看護教員は、学生の教育指導を通して、自分自身をも成長させてもらっていると感じています。

❷看護教員の仕事

　看護教員の主な仕事は、専門分野である看護学の講義や演習、校内実習、そして臨地実習の指導をすることです。看護基礎教育は、基礎看護学、地域・在宅看護論、成人看護学、老年看護学、小児看護学、母性看護学、精神看護学、看護の統合と実践という8つの専門領域があり、その領域ごとに学生の教育が行われます。学校によっては、

担当領域や業務の分担などに違いがありますが、看護教員は、専門領域のどれか1つを責任もって担当し、同じ専門領域に属する複数の看護教員と協力し合って、講義・演習・校内実習を担当して授業を行います。

　初学者である学生にとって、興味関心が得られるように、臨床での経験談の紹介や、視聴覚教材を活用するなど、わかりやすく教えるためにさまざまな工夫をして授業の準備をします。校内実習では、各専門領域で身につける必要のある技術をモデル人形やハイブリッドシミュレータ等を有効活用した授業の展開や、看護教員自身が実際にその技術を見せて、その後、学生同士で交互に患者役・看護師役を体験して学ぶ授業もあります。そのため、看護教員は、最新の医療情報の知識をもてるように、各種研修会や学会等に参加し、自己研鑽しています。

　また、病院や保育園、訪問看護ステーションなどで臨地実習の指導も行います。臨地実習は、1グループ5～6人の少人数を専属で担当します。学生は、1つの実習科目が2単位90時間（おおむね3週間）を1クールとしたローテーションで実習を経験していきますが、看護教員は、決まった科目を担当することが多く、3週間ごとに別のグループの学生を担当する方式になっています。実習期間中は、学生と共にほとんど病院等で過ごすことになり、学生の臨地実習を支援することに専念します。授業や会議等がある場合のみ、学校に戻ります。

　看護教員の仕事には、担任・副担任などの学生の教育がスムーズに進むように、時間割を組んだり、講師との調整を図ったりすることも含まれます。

2………看護教員になる方法

　看護教員とは、看護職を養成する学校や養成所、大学等で教鞭をとる人をさします。

❶看護師養成所の教員

　看護師等学校養成所では、専任教員とも呼ばれています。小・中学校や高等学校の教員とは違って教員免許という制度はありませんが、看護職の資格をもち、臨床での一定程度の実務経験（一般的には5年以上）を有し、看護教員を養成する研修を受講し修了して、はじめて看護教員になることができます。

　看護教員になるには、「看護師等養成所の運営に関する指導ガイドライン」に定められた要件を満たさなければなりません。保健師や助産師の養成所、准看護師養成所の教員の要件もそれぞれ定められていますが、ここでは、看護師養成所の教員になるた

めの要件について、上記ガイドラインから抜粋して紹介します。

「看護師養成所の専任教員となることのできる者は、次のいずれにも該当する者であること。ただし、保健師、助産師又は看護師として指定規則別表三※（※看護師学校養成所の指定を受けるための教育内容・単位数の基準を示した表）の専門分野の教育内容のうちの一つの業務に三年以上従事した者で、大学において教育に関する科目を履修して卒業したもの又は大学院において教育に関する科目を履修したものは、これにかかわらず専任教員となることができる。

ア　保健師、助産師又は看護師として五年以上業務に従事した者

イ　専任教員として必要な研修を修了した者又は看護師の教育に関し、これと同等以上の学識経験を有すると認められる者」[2]

看護教員養成研修は、東京都においては毎年開催していますが、自治体によって毎年開催されているとは限りません。定例開催ではなく、需要に応じて不定期開催という自治体が多いようです。看護教員をめざしたい人は、開催場所を調べるなど時間に余裕をもって準備していくことをおすすめします。

最近は、通信制の大学で、教員養成に必要な単位を履修可能な大学や、eラーニング方式で、必要な単位を履修可能な講座もあります。

❷看護大学の教員

看護師等学校養成所（専門学校）の専任教員と大学の教員の仕事の大きな違いは、大学の教員には教育のみでなく研究、社会貢献、組織運営が求められることです。大学の教員には教授、准教授、助教という職位があり、ほかに講師や助手をおく大学もあります。いずれの職位においても、教育・研究・社会貢献、組織運営を仕事としています。研究所等の研究機関で働いている看護職もいますので、教育を行わない研究者もいますが、大学の教員は教育と研究の両方を行います。

大学の教員になるために決められた特別の資格はありません。ただし、教育と研究をするために、看護職としての資格・実務経験と、学位・研究実績が求められます。学位・研究実績とは、国内外の大学院で学修し（大学院については別の項で説明します）修士あるいは博士の学位の取得、および研究の成果を公表していることです。特に学部での看護学基礎教育だけでなく、大学院教育を兼務する教員には看護職者育成と共に、研究者育成の役割もありますので、研究実践能力が求められます。

大学、専門領域によって、職位による役割にも多少の違いがあります。主に、助

手・助教は実習や演習における学生の指導を担当し、教授は大学院生の研究指導や概論的な講義を担当する大学が多いでしょう。それぞれの教員は自分が研究テーマとする専門領域の研究室に所属し、その分野の教育に携わります。たとえば子供の看護について研究している教員は、小児看護学研究室に所属し、小児看護学の講義をし、小児看護学実習の指導にあたります。専門領域の分類の仕方も大学によってさまざまです。

　大学の教員は、自分が研究するテーマに対して強い関心があり、学生にその分野の看護の魅力を伝えたいという熱意に満ちています。大学の教員になりたい方には、自分が研究したいと思える看護の事象（テーマ）に出会い、その分野の魅力を学生に伝えたい！　あるいは学生と共に探求したい！　と思っていただきたいです。そして可能であれば、そのテーマに触れられる領域での実務経験を積み、関心領域での研究を重ねるとよいでしょう。

　求人がある大学はホームページ等に公募を出しますが、産学官の研究・教育に関する求人公募情報を掲載した国立研究開発法人科学技術振興機構のポータルサイトJREC-IN Portalがあり、そこで大学教員の求人を見つけることもできます。求められる実務経験の長さや研究業績は、就職しようとする大学や専門領域によって異なりますので、公募条件を確認してください。（この項のみ菊池麻由美）

3………看護教員に求められる資質・能力

　社会の変化に応じて、看護に求められるものも変わります。現在の日本は、少子高齢化がいっそう進み、人々の生活のあり方や仕事の仕方、価値観が変化し続けています。当然、医療や看護へのニーズも変化し、多様化しています。人々の願いは、生涯、健康で自分らしく人生を全うしたいという生活の質（QOL）の向上に向いています。つまり、個々の状況に応じた個別性がより重視されているといえます。

　看護は、その人がその人らしく生きることを支援する仕事です。看護教員は、看護職をめざす学生に対して、「看護」を教える教員です。教える看護教員の看護観や教育観、技術力が、教育の質にダイレクトに影響するといっても過言ではありません。そのため、看護教員は、自身の教育実践能力等の向上をめざして常に研鑽することが必要です。医療技術は目まぐるしく進歩しています。臨床からあまり長く離れすぎると、現場で今まさに用いられている知識や技術、医療機器にうとくなってしまいます。そ

のため、看護教員は、臨床と教育現場の両方に精通していることが必要です。

　では、学生を教える立場にある看護教員にはどのような能力が求められているのでしょうか。厚生労働省「今後の看護教員のあり方に関する検討会報告書〔2010（平成22）年〕」[3]によると、看護教員の向上すべき資質と能力として、次のように述べています。一部抜粋して紹介します。

〈向上すべき資質〉

　・対人関係における自己の表現力や相手に対する理解

　・多様な個性を重視する人権意識や倫理観、看護に対する価値観

　・人として、看護職として学生等の目標となることができる人間性

〈求められる能力〉

　・教育実践能力

　・コミュニケーション能力

　・看護実践能力

　・マネジメント能力

　・研究能力

　看護職を育てる看護教員は、日ごろから自身の専門領域はもちろんのこと、他分野の看護や医療についても、新しい情報をキャッチしながら勉強し続けることが必要です。どんなに臨床の看護実践能力が高くても、それを学習途上にある学生に対して、わかりやすく、そして興味関心を引く授業として展開できる教育実践能力を備えていないと教育効果が上がりません。

　1人ひとりの看護教員の看護観や教育観は、講義や実習指導の中で、患者さんや学生への対応の中に知らず知らずのうちに現れるものです。学生と同じ目線で物事をとらえることができる看護教員は、学生から大変人気があります。1学年80人定員の専門学校だと3学年合わせて240人もの学生の教育に携わります。1学年100人定員の大学だと4学年で400人にも及びます。それら大勢の学生に対して、1人ひとりの学生の個別性に応じたかかわりをしていかなければなりません。人間性が問われる仕事といえます。

　看護教員は、筆者の経験からいえば、どちらかというと欠点に目がいく習性があります。最近の学生は、少子化の中で育ってきた影響なのか、「ほめてもらって伸びる性格です」などと自己紹介する新入生も増えてきました。欠点を指摘するのは簡単ですが、その方法だと学生はその看護教員についてきません。いかに、欠点を欠点ではな

いように、よいところをほめながら不足の部分に気がつくように指導していくかが重要です。

　これにはやはり教育技術が必要です。成績に関係なく、1人ひとりの人間として認め、対等の立場で教育していくということが最近は特に大事だと感じています。看護教員も学生の教育を通じて、学生から学ぶことも多く、成長させてもらっていると実感しています。

　最近は、コロナ禍におけるオンライン授業の展開など、大学・専門学校ともに密を避ける教育が行われています。そのため、ICTを駆使する能力が以前より求められるようになってきました。日々、教育力の向上に向けた努力が必須です。

　看護教員の仕事は、決して楽な仕事ではありません。「夜勤がないから」という理由で、看護教員になった人は大変苦労します。日々勉強が必要な仕事です。しかし、大変な中にも、学生が成長していく過程に立ち会え、卒業後の活躍している姿を見られるやりがいのある仕事です。大学・専門学校の違いを踏まえ、自分にあった職場で未来の看護職を育成する夢のある仕事につくという選択肢もキャリアの1つとして考えてみませんか。

引用文献

1) 国民衛生の動向（2020/2021）：医療関係者の現況，厚生労働統計協会，2020，p.205.
2) 看護六法（令和2年版）：看護師等養成所の運営に関する指導ガイドライン，新日本法規出版株式会社，2020，p.458.
3) 厚生労働省：今後の看護教員のあり方に関する検討会報告書，平成22年2月17日，2010，p.1-2.

5 ｜ 大学院に進む

菊池麻由美

　少子高齢化を迎えたわが国では今、健康を保持増進しながら、あるいは疾病をもちながらいきいきと生活することがめざされています。また、施設内だけではなく地域のあらゆる場所で、科学的な、根拠に基づいた質の高い看護を提供することが求められています。このような背景から、看践実践を根拠づける看護学の研究の実施、および専門性の高い看護実践者と看護学研究者の養成をする看護系大学院が増えています。1996（平成8）年度には修士課程数8、博士課程数5であったのが、2019（令和元）年には修士課程数180、博士課程数99に増加しました[1]。

1………大学院に進む目的と学ぶメリット

　大学院は研究を実施する機関ですが、研究のみならず、教育機関としての役割が期待されています。看護学系大学院には研究者・教育者を育てるプログラムと高度専門職業人を育てるプログラムがあり、近年では臨床現場で働くために必要な高度な専門的知識と技術を身につけることを目的に大学院に進学する人が増えています。中央教育審議会大学分科会大学院部会医療系ワーキンググループの調査は、「医療系大学院が"研究者、高度専門職業人"の養成を目的に掲げている一方で、大学院生には専門資格志向が増え、研究志向が減っている」ことを報告しました[2]。これには、先に29頁から33頁で説明したように助産師課程、保健師課程をおく大学院や、専門看護師の養成を行う大学院があり、そこで学修する学生が多くいることが関連していると推測できます。

　医療は高度化・専門分化しており、また、看護職の働く場が拡大して、それぞれの場に即した専門性が求められるようになりました。こうした背景から、専門学校や大学の学士課程などで、現場で求められる高度に専門化した知識・技術までを学修することが難しくなっています。大学院修士課程への進学の背景には、このような看護を取り巻く事情があります。国家資格を取得して、多岐にわたる看護実践の現場に就職し、各職場で働く中で、特定の分野のより専門的な知識や技術の必要性を感じ、進学する看護職が多いのです。

看護を実践する際には、科学的な根拠に基づいて、対象者に確実な成果をもたらす援助を提供することが求められています。また、何を期待して何を行うかを、根拠をもって対象者に説明する必要もあります。こうした中、調べても看護実践の根拠が見つからない、あるいは、その根拠がいまだ科学的に解明されていないことに気づくことがあります。現場に出た看護師であっても、それを研究する必要があると気づいた人が、研究力を身につけるために、大学院修士課程に進学し自分が疑問に感じたテーマ対して指導を受けながら研究し、疑問を解き明かしています。

さらに、大学院修士課程を修了後、看護学研究者をめざして博士課程に進学する人もいます。看護学専攻の大学院博士後期課程における看護学研究者の養成は1924（大正13）年にコロンビア大学で始まりました。我が国では1988（昭和63）年に現在の聖路加国際大学大学院に初めて博士後期課程（看護学専攻）が設置されました。看護学とは、看護の理論および応用を研究する学問です。看護学は歴史の浅い学問分野ですが、今まさに勢いよく研究が進められている分野でもあります。まだ明らかにされていない看護の事象が多くあること、現場では実践の根拠となる確かな知識が求められることに後押しされ、看護学専攻の大学院博士課程が増えています。

2……修士課程と博士課程の違い

看護系大学院には修士課程（博士前期課程）と博士課程（博士後期課程）があります。一般的に「博士課程」といわれるのは、博士後期課程のことを指しています。現在、博士前期および後期の一貫課程をもつ大学院もできていますが、前述の2課程をもつ大学院が多いので、ここでは修士課程（博士前期課程）と博士課程（博士後期課程）の違いを説明します。

❶修士課程（博士前期課程）

修業年数は2年で、研究的な視点を養うことと高い看護実践能力を身につけることをめざします。2年以上在籍し、所定の単位数を取得して修了すると、修士号の学位を取得できます。保健師・助産師の国家試験受験資格や日本看護協会が資格認定を行う専門看護師認定審査受験資格を得るための、高い看護実践能力を身につけることを主目的にするコースと、研究力を養うことを主目的とするコースがあります。大学院によって専門分野やコースの組み方はさまざまですので、進学を考える際には、自分の目的に照らして、適したコースをもつ大学院に進学する必要があります。大学院の授

業は少人数のゼミ形式で行われることが多く、そこでは専門家の講義を聴くだけではなく、担当学生が事前に準備してきた内容をプレゼンテーションし、それに基づいて参加している全員でディスカッションするなどの方法がとられます。また、各自のもつテーマでの研究を行い、論文を作成します。高い看護実践能力を身につけることを主目的にするコースでは、専門分野についての演習や実習も多くあります。

　大学院修士課程は、原則的には大学を卒業または卒業見込み、大学評価・学位授与機構から学士の学位を授与されたまたはされる見込みの人に受験資格があります。また、「大学を卒業した者と同等以上の学力があると認めた者」と各大学が認定した人を募集対象に加えている大学院もあります。このように大学を卒業していなくても、専門学校で看護師資格を取って看護職として勤務した経験をもつに人にも受験の機会を広げている大学院もあります。また、大学院によっては看護職に限らず、他学部の卒業生にも門戸を解放しています。

❷博士課程（博士後期課程）

　修業年数は3年で、看護学研究者として自立して研究活動を行う能力と豊かな学識を身につけることをめざします。つまり、この課程では看護学研究者を養成します。3年以上在学し、所定の単位を取得した上で、学位論文審査に合格すると「博士号」の学位が取得できます。博士後期課程の授業もゼミ形式で行われることが多いですが、実習や実験、フィールドワークや専門家を訪ねて助言を受けるなど、学生自ら自分の研究を進めるためにさまざまな活動を行います。

　修士課程（博士前期課程）と博士課程（博士後期課程）共に働きながら学ぶ人も多くいます。

3⋯⋯⋯修了後の進路

❶修士号を取得した人

　大学院への進学目的にもよりますが、病院や地域などの実践現場に戻って専門分野の知識や実践力と研究力を活用する人が多くいます。特に保健師、助産師、専門看護師資格を取得した人は、それぞれの専門分野で活躍しています。また、修士課程で学んだことを基盤にして看護学研究を続けるために博士後期課程に進学する人もいます。

　「『看護系大学に関する実態調査』2018（平成30）年度状況調査」[3]によると、修士課程・博士前期課程の修了生1,541名では、全体の58.1％（895名）が病院・診療所に、

11.5％（177名）が大学・短大・研究機関等に就職していました。専門看護師課程の修了生をみると、病院・診療所への就職が81.0％（128名）、大学・短大・研究機関等が6.3％（10名）、訪問看護ステーションが2.5％（4名）でした。

❷博士号を取得した人

　博士号を取得した人たちの中には、身につけた高度な研究能力と豊かな学識を活用して、大学や研究機関で研究を続けながら、学生教育に携わる道に進む人がいます。また、実践現場に戻って実践と共に教育や研究に携わる人などがいます。その活躍は国内外を問いません。

　同じく「『看護系大学に関する実態調査』2018（平成30）年度状況調査」[3] によると、博士後期課程の修了生227名は、大学・短大・研究機関等が134名（59.0％）であり、次いで、病院・診療所への就職が34名（15.0％）、学校が41名（18.1％）でした。

引用文献

1）文部科学省ホームページ：2019年看護系大学に関わる基礎データ
　　https://www.mext.go.jp/b_menu/shingi/chousa/koutou/098/gijiroku/__icsFiles/afieldfile/2019/05/27/1417062_4_1.pdf（2021年7月10日確認）
2）文部科学省ホームページ：大学院教育の実質化の検証を踏まえた更なる改善について
　　https://www.mext.go.jp/b_menu/shingi/chukyo/chukyo4/004/kondannkai/__icsFiles/afieldfile/2011/03/02/1301683_01.pdf（2021年7月10日確認）
3）日本私立看護系大学協会ホームページ：『看護系大学に関する実態調査』2018年度状況調査
　　https://www.jspcun.or.jp/wp/wp-content/uploads/2021/03/7244def413aa5ac4c2552346fb3d880b.pdf（2021年7月10日確認）

Q&A：
生き生きと働く看護職11人

漫画：
11人の看護職「思い出に残るエピソード」

横澤保乃香さん　国立成育医療研究センター勤務

よこざわ　ほ　の　か

2019年3月東京都立青梅看護専門学校卒業後、国立成育医療研究センターに就職。乳幼児外科病棟に配属。

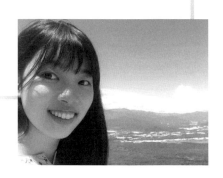

1　看護師になった理由

　私が看護師になろうと思ったきっかけは小学生の時でした。テレビで放送していた小児病棟の特集番組の中で、幼い子どもたちが病気と一生懸命闘う姿を見て、この子たちの笑顔を守りたいと思いました。では、笑顔を守るためにはどうしたらいいのだろうと考えた時に、初めは医師になって子どもたちの病気を治せば、笑顔を守れるのではと思いました。でも、すべての病気が治るものではないこと、病院で子どもたちの近くにいるのは医師よりも看護師のほうが長いことを知り、看護師を志すようになりました。

1日の仕事の流れ

日勤の場合

8:30	●出勤
9:00	●カンファレンス、夜勤者からの申し送りを受ける、手術室へ出棟
10:00	●バイタルサイン測定、清潔ケア
11:00	●哺乳、経管栄養
12:00	●食事介助、内服介助
13:00	●休憩
14:00	●点滴準備、実施、哺乳
15:00	●経管栄養
16:00	●手術室から帰室後状態観察、看護記録
17:00	●夜勤者へ申し送り、哺乳
17:15	●退勤

2　今の仕事

　私は乳幼児の外科病棟で働いています。外科病棟は手術前後の患児さんが多いのですが、それだけでなく内科系の疾患や重症心身障害児などさまざまな患児さんがいます。そのため、術前術後の管理だけでなく、さまざまな処置やケアが必要です。

　私は働き始めて間もないため初めての疾患やケア、処置が多く、先輩看護師に指導を受けながら仕事をしている状況です。どうしてもケアや記録に時間がかかってしまい、必死になりすぎてその患児にとってよいケアができているか不安になることがありますが、退院する時に患児のお母さんに「横澤さん、よくしてくれて本

当にありがとうございました」と声をかけてもらった時に、それまで感じていた不安が少し軽くなることがあります。また、子どもに絵を描いたり、少し空いた時間に遊んだり、声をかけるとニコッと笑って喜んでくれたり、名前を覚えてくれて呼んでくれたりするとうれしくなり、がんばろうと思うことができます。

3 私のリフレッシュ

今は看護師寮で1人暮らしをしています。看護師は健康が資本だと思うので3食きちんと食べられるように、休日は食事を作り置きしています。また、部屋の掃除をして過ごすことが多いです。連休があれば1、2か月に1回実家に帰り、学生時代の友人と遊んだりドライブに行くなどしています。寮にいる時は、同期と食事に行ったり、好きな音楽を聴きながら刺繍やゲームをして気分転換しています。

4 私のライフプラン

今はまだ仕事に慣れることに精一杯で、具体的なライフプランまで考えてはいません。仕事の目標としては、将来的に小児看護のジェネラリストになりたいと考えています。そのためには、今の仕事に慣れて、勉強をする時間を確保できるようにしたいと思っています。私生活では、旅行をして絶景の写真を撮ることが趣味なので、リフレッシュ休暇を使って、日本全国の絶景を旅してまわりたいです。また、もともと子どもが好きなので、できれば結婚して子どもを育てながら、看護師の仕事を続けていきたいと思っています。

5 看護師志望者へのメッセージ

看護学校では、想像している以上に過酷な実習と勉強の日々が待っています。私は何度もくじけそうになりました。しかし、実習で受け持たせていただいた患者さんに励まされたり、仲間と支え合うことで、その日々を乗り越えることができました。看護師になった現在も、つらい時や落ち込むことは多々ありますが、患者さんに癒されたり、同期の仲間と励まし合い、支え合いながらがんばっています。大変ですが、自分がやりたいことならがんばれますし、やりがいを感じられる仕事だと思うので、あきらめずに自分の夢をめざしてください。

山田亨さん（やまだとおる）

東邦大学医療センター大森病院勤務
急性・重症患者看護専門看護師

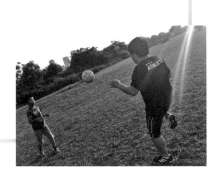

2003年琉球大学医学部保健学科卒業後、同年東邦大学医療センター大森病院入職。2009年東邦大学医療センター大森病院を休職し、同年聖路加看護大学大学院看護学研究科修士課程上級実践コース入学。2011年同コース修了。2011年東邦大学医療センター大森病院復職。2012年急性・重症患者看護専門看護師認定。2017年東邦大学大学院医学研究科博士課程医学専攻高次機能制御系麻酔科学入学。

1 看護師になった理由

　祖母の入院と死です。祖母が肺炎で入院した当時、高校生の私は、毎日授業と部活に明け暮れていました。ある日、母から「なんであんなにかわいがってもらったのに、顔を出してくれないの？」と言われ、自分のことしか考えていなかったことを反省しました。それからは、学校の帰りには必ず祖母に面会をするようになりました。そのうち、祖母は気管切開によって声を失いました。「とおるくん」と私の名前を呼んでくれることは二度とありませんでした。自分の思いこみかもしれませんが、患者さんのために医療者として働くことで、祖母がどこかで見ていてくれるのかなという思いもあります。

1日の仕事の流れ

8：00	●出勤
9：00	●人工呼吸器装着中やケアの相談があった患者の情報収集
10：00	●相談を受けている患者の様子を見に病棟へ行く
11：00	●PHSへ相談や依頼があれば病棟へ行く ●看護外来の担当日は看護外来で外来診療 ●多職種からなる呼吸ケアチームの回診（毎週月曜日）
12：00	●昼食
13：00	●相談を受けている患者の様子を見に病棟へ
14：00	●人工呼吸器装着患者のリハビリテーションなどの人手のいるケアのお手伝い ●ケアカンファレンスへの参加
15：00	●PHSへ病棟看護師や医師や理学療法士などの他職種からケア相談やケア依頼があれば病棟へ行く ●看護外来の担当日は看護外来で外来診療
16：00	●空いている時間で記録を行う ●院内の会議があれば、会議に参加
17：00	●帰宅 ●勤務終了後に自己学習のために、院内で開催されている勉強会に参加したり、図書館に調べ物をしにいくこともある

2 今の仕事

　救命救急センターや集中治療室で、重症患者の看護を行っています。私は、専門看護師という認定を受けてから、それまで配属されていた病棟を離れ、院内全体の患者にかかわっています。主には、呼吸に問題のある患者とかかわっています。呼吸に問題のある患者は、息を吸ったり吐いたりすることが、うまくできなかったり、大

気中の酸素だけでは足りずに酸素を追加で吸う必要があったり、人工呼吸器が必要です。このような患者の呼吸を中心として、身体全体の症状を楽にしたり、症状を改善するためのケアを行ったり、そういった患者を担当する看護師に教えたりもしています。赤ちゃんから高齢者まで、声がかかればすぐに駆けつけています。

また、私は呼吸ケアサポートチームというさまざまな職種（医師、理学療法士、臨床工学技士など）からなるチームに所属しています。院内にいるすべての患者が、呼吸に関して困った時に、安心して療養できるようにさまざまな職種の視点で、よりよいケアを現場の医療職（特に看護師）が実践できるように支援しています。

3 私のリフレッシュ

私は、小学校から大学までサッカーをしていたので、休日に中学生の息子とボールを蹴りに行くのが楽しみです。また、食べることも大好きで、仕事終わりに同僚と焼き肉に行くこともあります。家族で旅行をした時は、「ご当地グルメ」という言葉につられ、たとえ満腹でも食べたくなってしまいます。

4 私のライフプラン

病院で働きながら、学位を取るために大学院で学んでいます。よりよい医療者として、多くの患者の健康状態の回復と維持のために寄与できる研究をしていきたいからです。

病院で、看護師や医師や他の職種と協力をして患者に最善の医療を提供している今の仕事にとてもやりがいを感じています。これから看護師になる学生にも、私の感じているやりがいを伝え、希望をもって看護師になってもらえるように大学で教育にかかわれればよいなと思っています。

5 看護師志望者へのメッセージ

看護師の仕事はつらいとよく聞きます。確かにつらいかもしれません。患者が病気やけがで入院する時は、その人にとって最もつらい時かもしれません。看護師はそんな患者を一番近くで支えるために、たくさんのエネルギーを要します。でも、そのつらい時を一緒に乗り越えた時、私たちは何倍ものエネルギーをみなぎらせることができます。ぜひあなたと一緒に働いて、その経験を共にしたいです。

佐々木朝麻さん
（ささきあさま）

東京慈恵会医科大学附属第三病院勤務
内科病棟担当師長

1996年都立松沢看護専門学校卒業後、東京慈恵会医科大学附属第三病院入職。ICU、眼科、婦人科、泌尿器科、整形外科、消化器外科、消化器内科、耳鼻科、小児科などの病棟で勤務。主任を経て、2013年より師長を務め現在に至る。

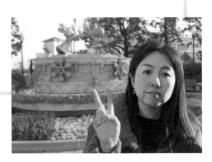

1 看護師になった理由

　私は高校生の時、保育士をめざしていました。子どもが好きで、面倒をみるのも楽しいなと感じていましたが、当時は思春期ということもあり、さまざまな体験の中から「人はなぜ生きるのだろう」と疑問に思うようになりました。人生決して楽しいことだけではない。つらいこともたくさんある世の中なのに、なぜ人はこんなにも一生懸命生きているんだろう。その答えはいまだ見つかっていませんが、人との表面的なかかわりだけでなく、つらい時などに内側から表現される思いに共感したいと考えるようになりました。かなり変わったきっかけではありますが、それが看護師になった理由です。

1日の仕事の流れ

8：00	業務開始、申し送り、患者カンファレンス、スタッフの体調確認、医療用麻薬確認（治療に使用する麻薬を金庫で管理。その数量確認）
9：00	患者ラウンド、物品・療養環境の確認、環境整備
10：00	ベッドコントロールミーティング（病院全体の入退院や急患のベッドコントロール）
11：00	翌日の業務計画の作成
12：00	休憩
13：00	スタッフの育成面接、勤務表作成
14：00	看護師卒後研修の企画・運営、委員会やプロジェクトの参加
15：00	終礼（業務調整・次の勤務帯リーダーへ申し送り）
16：00	医療用麻薬確認（治療に使用する麻薬を金庫で管理。その数量確認）
17：00	勤務終了

2 今の仕事

　現在、循環器内科・糖尿病内科等の混合病棟の師長として勤務しています。課題は、新型コロナウイルス感染症の問題です。当院でも患者さんを受け入れており、感染から自身と患者を守り患者を回復に向かわせるという使命をスタッフと共有しています。具体的には、患者の受け入れ環境整備とスタッフの感染防御の正しい知識と技術の確認、精神的不安を解消するためにできることを考え、感染制御部をはじめ多職種一丸となって対応しています。

一方、病棟で重症患者も担う可能性もあり、勉強会やICUへの研修を開始しました。研修後のスタッフは知識や技術の修得だけでなく、主体性をもって行動することやチームワークなど、さまざまな学びを得ています。これらはコロナ対応がきっかけでしたがチームで目標を設定し課題に取り組むことで、スタッフが主体的に病棟の業務改善や後輩指導などにあたるようになりました。今後はコロナと共存しながら、専門性を発揮し組織の活性化によって患者の回復を促す病棟をつくることが目標です。

3　私のリフレッシュ

旅行に行くことが私のリフレッシュです。レンタカーを借りて国内のあちこちをドライブするのが大好きです。旅行の醍醐味は、四季を感じられる綺麗な景色を見て、その土地の歴史を知ることもありますが、なんといってもおいしいものを食べ、温泉に入ることです。コロナの影響でどこにも行けない時は、これまでの日々がいかに幸せだったかとしみじみ感じました。旅行に行けない時は、各地のおいしいものをお取り寄せして旅行気分を楽しんでいます。

4　私のライフプラン

看護師という仕事を続けられるところまでやり遂げたら、老後は旅行を楽しみながら、子どもが好きなので、保育園で子どもたちと一緒に過ごせたらなぁとぼんやり想像しています。素直に感情表現する子どもたちと一緒に笑う穏やかな時間を過ごすとともに、仕事をする親御さんを陰ながら応援できたらなと思っています。

5　看護師志望者へのメッセージ

看護師は、専門職としての資格をもち、社会の中で幅広く活躍の場があります。つらいこともありますが、患者さんが回復に向かう姿を見るととても心が温かくなる仕事です。さまざまな分野で活躍する先輩たちを見つめながら、自分のめざすものを見つけ、責任とやりがいのあるこの仕事をめざしてみませんか。

伊東優子さん

（い　とう　ゆう　こ）

わこう助産院院長／一般社団法人わこう
産前・産後ケアセンター代表理事

1992年慈恵看護専門学校卒業。1993年東京都立医療技術短期大学助産学専攻科卒業。1993年東京都立築地産院分娩室、NICU、GUU勤務。1999年東京都立墨東病院分娩部MF-ICU、手術室勤務。2002年松岡産婦人科医院勤務。2006年アクアバースハウス勤務。2011年わこう助産院開院、院長就任。2013年一般社団法人わこう産前・産後ケアセンター代表理事就任。2018年児童発達支援事業所Roots施設長就任。

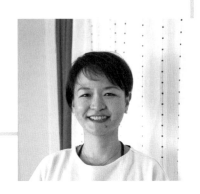

1　看護師になった理由

　私は生まれつき扁桃腺肥大であったため、幼い頃よく熱を出していました。中学時代までの2度の入院経験や通院経験がきっかけだったと思います。病院でてきぱき、さっそうと働く看護師さんたちは、私には自立したカッコよい女性に映り、あこがれの職業としてなりたい職業の中に必ず入っていたと記憶しています。

　助産師になったのは、看護学校時代の実習で母性実習がとても楽しかったからです。赤ちゃんの誕生の瞬間に立ち会わせていただき、自分もこんな大変な想いで産んでもらったんだと思ったら感激して号泣していました。赤ちゃんを産むお母さんをサポートしたいと思ったことがきっかけです。

2　今の仕事

　地域の母子保健の分野で働いています。国のモデル事業などへ積極的に取り組んでいる埼玉県和光市で助産院の院長と、わこう産前・産後ケアセンターの施設長を担当しています。和光市からの母子保健に関する事業（地域子育て支援拠点事業、新生児訪問・乳児家庭全戸訪問事業、産前・産後ケア事業）の事業委託を受けて「わこう版ネウボラ」（ネウボラは、フィンランド語で「相談の場」という意味です）という妊娠期からの切れ目ない支援を地域の中で行っています。

　病院や診療所で出産されたママ

1日の仕事の流れ　

9：00	●業務開始　スタッフミーテング
10：00	●事務作業　市役所等他の連携機関等の連絡・調整 ●育児相談・発育相談・母乳外来
12：00	●昼食
13：00	●事務作業　市役所等他の連携機関等の連絡・調整 ●育児相談・発育相談・母乳外来 ●会議・勉強会・スタッフからの相談対応等
18：00	●勤務終了

たちが自宅に帰ってからの困りごとや子育ての相談支援が主な仕事です。また、数年前より施設内に児童発達支援事業所を併設し、未就学の発達障害児や発達障害疑い児の通所療育も行っております。現在は、25人ほどの専門職（助産師・保健師、臨床発達心理士、言語聴覚士、保育士等）と一緒に働いていますが、マネジメントや関係機関との連携等が私の主な仕事の内容です。そして、母校をはじめとする10校からの看護学生、助産学生に実習環境を提供しています。

3 私のリフレッシュ

　実は、どの習い事も一切続かず、唯一続いているのが助産師の仕事です。仕事が趣味みたいな感じでしょうか。外国人の英会話の先生には、ワーカーホリックとあきれられたことがあります（笑）。仕事で多くの方々と接する機会が多いため、オフの時は、その日の気分に合わせて、自分で車を運転して行ける素敵なホテルや場所で、静かにのんびり過ごすことが多いです。心を許せる人たちとゆっくり、大好きなビールを飲んでリフレッシュしています。

4 私のライフプラン

　現在、私の仕事は、自分で経営を行っているので定年はありません。健康状態が許される限り、社会の迷惑にならない範囲で長く何らかの仕事を続けていきたいと思っています。目標はPPK（ピンピンコロリ）。2020（令和2）年のコロナ禍で、オンライン会議や講義が増えてきました。今後は、デジタルツールを利用して今までに学んだ知識や経験を活かし、若い助産師や助産師学生の学ぶ場のお手伝いと、妊娠前の女性、妊娠、出産、産後子育て中の家族が少しでも楽しく子育てできるお手伝いをできたらと思います。また、開発途上国の母子保健の向上へかかわるチャンスに恵まれるとうれしいです。

5 看護師志望者へのメッセージ

　まずは、自分の身体や心（感情）を大切にしてください。看護者が元気でエネルギーに満ちあふれていないと病気の方を癒やせません。疲れたら自分のケアも大切にしてくださいね。その上で、日々の生活のなかでのうれしい体験、つらく悲しい体験、悔しい体験等が病気と闘う対象者の心情を想像する材料となります。日々の体験・経験を大切に。

梅田香穂さん　東京慈恵会医科大学附属病院
消化器外科病棟勤務

2018年3月東京慈恵会医科大学医学部看護学科を卒業後、同年4月東京慈恵
会医科大学附属病院に入職。消化器外科病棟に勤務。

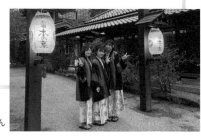

写真右が梅田さん

1日の仕事の流れ

夜勤の場合　18:30〜8:30

＊夜勤はチームの患者ケアを中心に、夜勤3人で協力して病棟全体の患者ケアを行う

＊夜間のケアは、夜間の安全・安眠を考慮して必要なケア（バイタルサインの観察、術後疼痛緩和、褥瘡予防の体位変換、排泄援助など）

＊少なくとも2時間ごとに巡視（ラウンド）を行い、睡眠状態、点滴の滴下状態などを観察し、必要なケアや点滴の調整をする

＊看護記録（電子カルテ入力）は、業務中に手の空いた時間に行う

18:30	●業務開始　情報収集・日勤者からの申し送り・夜勤同士の情報共有
19:00	●チームの患者ケア
20:00	●眠前薬の配薬・血糖測定・就寝準備
21:00	●消灯（廊下・病室の天井灯を消す）
23:00	●巡視・看護記録入力
0:00	●点滴の交換・ドレーン類や尿の排液量観察・水分出納バランス確認
1:00	●巡視・患者ケア
3:00	●巡視・患者ケア ●休憩（1人ずつ交代で1〜2時間休む）
5:00	●巡視・患者ケア
6:00	●天井灯点灯（患者起床）　バイタルサインの測定・トイレ誘導・洗面介助
7:30	●食前薬の配薬・血糖値の確認・患者ケア
7:45	●朝食配膳・手術患者の着替えや入室前の最終確認
8:15	●手術室入室
8:30	●下膳・日勤者への申し送り　　業務終了

1 看護師になった理由

　中学・高校とバスケットボール部に所属しており、自分も友だちもけがに悩まされたり、体調管理の重要性を感じる場面が多くありました。そのため、そんなスポーツ選手やけがをした人の力になれるような職業につきたいと考えました。最初は理学療法士をめざしたのですが、より近くで患者さんとかかわることのできる看護師の仕事に魅力を感じ、看護師になることを決意しました。

2 今の仕事

　病棟スタッフの一員として、入院患者さんのケアを行っています。外科病棟なので、手術の送り出しや手術後の患者さんとかかわることが多く、ADL（日常生活動作）の変化に苦痛を感じている方と接しています。そのため、身体の状態にあわせてリハビリを進めたり、

合併症の早期発見を行うことなどに努めています。手術後歩くことができなかった方や食事を食べることができなかった方が、元気に歩いて退院する時や、人工肛門などの管理を行うことができるようになる姿を見ると、看護の力を感じることができます。

　現在の課題は、患者さんやご家族の言葉にある本当の意味や私たちに伝えたいことをくみ取り、看護に活かしていくことだと思っています。患者さんやご家族の中には医療者に心を開いていない方や、言葉数が少なく自分の思いを伝えることができないような方もいます。そのような方と、どのようにかかわれば信頼関係を築くことができるのかを考え、行動に移していくことが今の私の課題です。

③ 私のリフレッシュ

　音楽を聴くことが大好きなので、常に音楽を聴いて気持ちをリフレッシュするようにしています。ストレスがたまった時や疲れている時は、友人と買い物に行ったり、おいしいご飯を食べたり、お酒を飲んだりすることでストレス発散をしています。しかし、外出がとても億劫になることもあります。その時は、自宅で思う存分眠る、泣ける映画を見て泣く、好きな漫画に没頭する、といったことで気持ちを入れ替えています。

④ 私のライフプラン

　私は今看護師3年目です。患者さんと実際にかかわるなかで成功したこと、失敗したことを心に留め、先輩方に指導をしていただきながら、自分でできることを1つずつ増やすことができるように成長していきたいと考えています。

　私生活では、「今したいことは今やる！」を信条に、したいことや挑戦したいことをどんどん見つけ、仕事以外でも成長することができるように料理やスポーツなどをしていきたいです。

⑤ 看護師志望者へのメッセージ

　看護師になるための勉強や、看護師になってからも勉強しなくてはいけないことや大変なことはたくさんあります。しかし、患者さんと向き合うことや患者さんのよりよい生活についてみんなでとことん考えることなど、やりがいがあります。自分のなりたい将来をイメージして、それに向かってがんばってください！

はやしけいすけ
林佳右さん　江東区内の保健所勤務。保健師

2006年3月東京慈恵会医科大学医学部看護学科卒業。
2006年4月江東区に入区し、現在に至る。

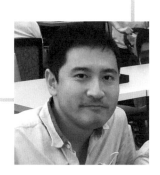

1 看護師になった理由

　「病は気から」という言葉に惹かれ、看護師は入院中の患者さんと接する機会が最も多く、接していく中でポジティブな気持ちで過ごせる時間を多くしていただきたいと思い、看護師を志望しました。そして大学でさまざまな分野の実習で学ぶ中で、保健師の実習で健康教育を実施し、高齢者の介護予防の自主グループの運営にかかわったことで、「健康寿命の延伸」「介護予防」ということに強く興味をもつようになりました。そこで看護師への思いよりも、保健師になりたい気持ちのほうが強くなり、保健師になることを決意しました。

　当時、大学で男子学生は学年で私1人だけでしたが、医学生も所属する部活に入ったり、他学年の男子学生と交流して絆を深めることでがんばることができました。

1日の仕事の流れ

8:30	● 業務開始　朝礼
9:00	● 電話相談
10:00	● 訪問
11:00	● 訪問記録作成
12:00	● 昼休み
13:00	● 4か月健診、3歳児健診など
15:00	● 健診終了後のミーティング
16:00	● 電話相談
17:15	● 業務終了　帰宅

2 今の仕事

　江東区には保健所のほかに、保健相談所が4カ所あり、現在は保健相談所に勤務しています。各保健師が人口約1万人の地区を担当しています。

　担当地区の新生児から高齢者までの健康問題の窓口になっています。江東区は若い世代の転入も多く、出生数も多いため、母子保健分野を中心にかかわっています。具体的には、妊娠期では妊婦面接（ゆりかご面接）、両親学級、出産後は新生児訪問や4か月健診、3歳児健診、発育発達や保護者の気持ちをフォローする相談事業を行ってい

ます。必要時には、訪問や面接、電話相談にて子育てのサポートをしています。

　母子保健以外では、精神保健や難病事業、生活習慣病健診を行っており、医療費助成制度の申請時の面接や専門医を交えての相談事業、講演会、訪問、面接、電話相談を行っています。対象が幅広いためにさまざまな相談が日々ありますが、その分、保健師が区民の方に求められているということを実感しています。

3 私のリフレッシュ

　仕事と子育ての時間が大半を占めているので、1人の時間を大切にしています。好きなテレビを観ながら家事をしたり、時間が空いたらカフェで新聞を読んだりすることで、リフレッシュしています。また家族で旅行に行ったり食事に行くこと、中学・高校時代の友人と会ったり、連絡を取り合うことでもリフレッシュしています。

4 私のライフプラン

　保健相談所で経験を積んできたので、今後は保健相談所以外の職場で新たな経験を積むことで保健師として成長していきたいと思います。最終的には保健相談所に戻り、得られた経験を区民の方や後輩の育成に活かしていきたいと思っています。

　私生活では子どもとの時間を大切にしていきたいと思っています。子どもが成長して自分の時間ができれば、草野球チームに入ったり、スポーツ観戦に行きたいと思います。退職後はさまざまな仕事をアルバイトすることで、今まで知ることができなかった社会を学びたいと思っています。

5 看護師志望者へのメッセージ

　保健師は自分の個性や能力を思う存分発揮できる職種だと思います。どの保健師も専門職としての専門性をもっていますが、どのように発揮するかは各保健師によるところが大きいです。ぜひ新聞を読むことをおすすめします。地域住民の方と話をして関係性を作っていく上で、専門分野外の何気ない会話が大切なことが多いです。新聞を読むことで社会の流れを知ることは大切だと思っていますので、今から習慣づけておくとよいと思います。あなたの個性や能力を高めつつ思う存分、地域住民のために発揮してください。

宮崎志穂さん　医療法人社団望星会望星病院勤務

2004年筑波大学医療技術短期大学部看護学科卒業。同年東京ほくと医療生協北病院一般病棟勤務。2007年より同病院透析室へ配属。2013年望星病院へ勤務、現在に至る。

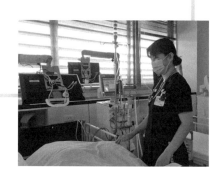

1 看護師になった理由

　私が看護師になりたいと思ったのは、小学校1年生の時でした。私の祖母は、膠原病を患っており、入退院を繰り返していました。家にいる時も、床に伏せていることが多く、身体のあちこちが痛いと言っていました。「私に何かできることはないか」、「なんとかしてあげたい」という思いから、看護師になりたいと思うようになりました。祖母の入院中、面会に行った時、看護師さんの優しく声をかけてくれる姿や、てきぱきと働く姿にあこがれを感じていました。

1日の仕事の流れ

8:00	● 業務開始 ● 情報収集、当日の予定確認、電子カルテ上の連絡板確認、午前透析の準備
8:30	● 午前透析患者入室(入院患者・外来患者)、問診、バイタルサイン測定、穿刺、透析開始
9:00	● 医師回診介助、処置介助
10:00	● バイタルサイン測定、透析機械チェック、患者ラウンド、電子カルテ入力
11:00	● 休憩　昼食
12:00	● バイタルサイン測定、透析機械チェック、状態変化の患者対応
13:00	● 透析終了のための返血、返血と同時の患者状態チェック
13:30	● シャント針抜針後の止血状態チェック、バイタルサイン測定、電子カルテ入力
14:00	● 午後透析患者入室(入院患者・外来患者)、問診、バイタルサイン測定、穿刺、透析開始
14:30	● 医師回診介助、処置介助、電子カルテ入力
15:00	● 午前透析患者の記録作成、カンファレンス ● 転院患者サマリー作成、or 記入済みサマリー点検 ● 当院通院透析となる患者の面談出席 ● 翌日の物品準備 ● 委員会活動、勉強会等
16:00	● 勤務終了

2 今の仕事

　私は現在、透析ベッド86床、総患者数260名の透析施設で働いています。

　透析看護は一般的な看護の知識、技術に加え、機械操作、穿刺など、透析についての知識、技術が必要です。1週間に3回透析に通われてくる患者さんは、日常生活の多くの時間を透析室で過ごすことに

なります。また、腎不全は治る病気ではないため、透析と長くつきあわなくてはいけません。生活に寄り添った看護が必要であると感じています。

　また、透析に関する日常業務だけでなく、合併症や認知症のケアなど、患者さんそれぞれのニーズに合わせ、安心して快適に透析を受けることができるよう業務に取り組んでいます。日々変わりなく透析に通うためには、患者さん自ら、自己管理を行うことが必要です。病状の悪化を防げるよう、自己管理をサポートすることの難しさを感じると共に、笑顔で透析に通っていただけることに、仕事のやりがいを感じます。

3　私のリフレッシュ

　私のリフレッシュ方法は、運動して汗をかくことです。もともと身体を動かすことが好きで、ジムに通っていました。今は子どもが小さいので、自宅でエクササイズDVDを観たり、近所の公園でジョギングをしたりしています。

4　私のライフプラン

　透析看護に携わり、13年がたちました。2年前から、新人教育に興味をもち、院内の教育委員を務め、勉強会の企画をしたり、教育マニュアル作成をしたりする業務を行ってきました。

　2020年の5月からは透析部門の主任になりましたので、新人教育だけでなく、透析部門全体の看護の質を高めるための仕事をしたいと考えるようになりました。そのために院外の研修にも積極的に参加し、認定看護管理者の資格もステップを踏んで取りたいと思っています。そして、スタッフ全員、それぞれのワーク・ライフ・バランスが実現できる働きやすい職場づくりに貢献したいです。

5　看護師志望者へのメッセージ

　「看護」は奥が深い学問のように思います。学べば学ぶほど、知りたいことが出てきます。患者さんからも、先輩、同僚、後輩からも、学び続けることが大切だと思います。

　学び続ける先には、より専門性の高い看護師としての道も開けます。誰かのために自分の力が役に立つ喜びがあり、患者さんとのかかわりを通して自ら成長できるすばらしい仕事です。

佐々木陽子さん 東京都立青梅看護専門学校教員

1987年東京都立青梅看護専門学校卒業後、旧多摩老人医療センター消化器・血液内科病棟、旧都立府中病院整形外科病棟勤務。1993年より東京都立青梅看護専門学校専任教員となり現在に至る。

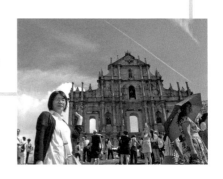

1 看護師になった理由

　私の父親は、よくけがや病気をする人で、その度に入院、治療を受け軽快して家族のもとに帰ってくることを繰り返していました。父を看護してくれる看護師の姿を見る度に感謝し、自分も誰かの役に立ちたいと思ったことがきっかけです。

　毎年、新たな看護師志望の学生さんとかかわり、志望動機を聞くと、「人の役に立ちたい。家族の入院時にかかわってくれた看護師が優しかった」と話す学生さんが多く、どんなに時代や社会の背景が変化してもこの気持ちが基本なのかなと感じています。

1日の仕事の流れ

8：00	●出勤、当日のタイムスケジュール確認
8：30	●講師および学生対応など
8：50	（学生は午前中、1・2限の授業を受講） ●講師と授業準備について連絡調整 ●出席管理、成績に関する事務処理 ●学生の記録やレポートの添削 ●テスト監督 ●担当授業がある場合は講義や校内実習　　など
12：10	●昼休み 　・学生や講師の対応 ●教員は、交代で昼食 　（学生が授業を受けている時間にとることが多い）
13：15	（学生は午後、3・4限の授業を受講） ●講師と授業準備について連絡調整 ●出席管理、成績に関する事務処理 ●学生の記録やレポートの添削　　など
16：35	●放課後 　・学生対応（技術指導など含む） 　・必要時面接の実施 　・テスト監督（追試験）
17：15	●勤務終了 　・自己の授業準備、翌日の準備　　など

2 今の仕事

　学年は1年生、看護学は基礎看護学を教えています。基礎看護学は、看護学校で初めて学ぶ看護学であり、基本的な看護技術を学びます。学生が、看護職となる決心を固められるように、興味・関心が高められるようにかかわる努力をしています。

　看護学校の学生の年齢層は幅広く、高校を卒業したばかりの10代から50代前半までの学生とか

かわります。私自身も学ばせてもらうことが多いです。学生が、自身の歩幅で成長する姿を目の当たりにした時、看護教員の楽しさややりがいを感じています。

3 私のリフレッシュ

　ちょっとした非日常を過ごすこと、その1つが旅行です。看護師時代は、2～3か月ごとに国内を中心に旅行にでかけました。看護師のメリットは、平日にお休みがもらえるので人の少ない観光地を満喫できることでした。看護教員になってからは、長期休みを活用しています。飛行機を苦手としている私が、数年前に友人に台湾に連れ出され、すっかり台湾にはまってしまい、年に2回ペースで友人と台湾へ旅行するようになりました。今は、国内外ともに自由に旅行ができないですが、また行ける日を楽しみにしています。

　現在の主なリフレッシュは、メンテナンス日を決めて、ストレッチ（担当トレーナー付き）の施術を受けたり、好きな洋服の店に行き店員さんと話したりして、学校教員の世界とは違う人と交流することを楽しんでいます。

4 私のライフプラン

　改めて考えると、「○○がしたい」と言いつつ、「仕事が忙しい。時間がない」とチャンスを逃してきました。自分の時間をもう少し多く確保できるようになったら、長く続けていける趣味などを見つけていきたいと思っています。看護教員になりたての頃の夢は、卒業した学生が看護師として活躍し、臨床指導者として再会し共に学生指導に携わることでした。これは現実となり、臨地実習で教え子に会うと頼りがいのある指導者になっています。今は、卒業生が看護教育に興味や関心をもち、母校で教員として共に看護教育にかかわる人材が増えるように、看護教員の魅力を伝えています。

5 看護師志望者へのメッセージ

　看護学校では皆さんが看護師になる目標を達成できるように学習環境を整え、支える準備をしています。チャレンジして、チャンスをつかんで、自分をチェンジする機会をつかんでください。そして、看護の道に一歩踏み出しても、どこかで壁にぶつかることもあるでしょう。そんな時、なぜ自分はこの道を選んだのか思い出してみましょう。周りを見てみましょう、同じことで悩んでいる人はいます、話してみましょう。

工藤優子さん　南町田訪問看護ステーション・ペンギン勤務
（くどうゆうこ）

2019年3月東邦大学看護学部卒業。2019年4月医療社団法人正志会・
南町田訪問看護ステーション・ペンギン入職。

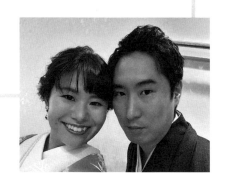

1　看護師になった理由

　私は「人の役に立てる仕事につけたらいいな」という思いがあり、自然と看護師になりたいと考えていました。そして、大学卒業後すぐに病院勤務の看護師ではなく、訪問看護師の道に進みました。珍しいと思う方も多いかもしれませんが、そのきっかけは、大学入学直前に同居していた祖父が在宅介護となったことです。祖父の退院直後から訪問看護等のサービスが介入していました。「最期は自宅で過ごしたい」と話していた祖父が退院してからどんどん元気を取り戻し、寝たきりから自由に屋外に出るまで回復した過程を見て、私は自宅での療養生活には可能性があると感じ、訪問看護師に興味をもちました。そして実習を通じて訪問看護師になる意志を固めたのです。

1日の仕事の流れ

8：00	●出勤・情報収集
8：30	●朝のミーティング
9：00	●訪問準備
9：30	●1件目訪問（1時間）
11：00	●2件目訪問（1時間）
12：00	●昼休憩・記録
14：00	●3件目訪問（1時間）
15：30	●4件目訪問（1時間）
16：30	●記録
17：00	●退勤

2　今の仕事

　社会人としても看護師としても2年になり、利用者さんの年齢層や疾患の幅が広がり、精神疾患や末期がんの方などを受け持つようになりました。私は考えや思いを声に出して伝えるのが苦手です。緊張しやすく大勢の前で話すことや急に話を振られることも苦手です。そんな私をステーションの所長はもちろん、プリセプターなど周りのスタッフが親身になって支えてくださっています。視野を広くもち、常にアンテナを張り情報を得て、受け持ちの利用者さんをメインに、「その人にとって何が必要なのか」を考えられるようになりました。まだまだ力

不足なところはたくさんありますが、日々やりがいを感じてケアを行っています。

3 私のリフレッシュ

　学生時代は登山や1人で旅行するのが好きでした。結婚してからもあまり変わらず、旦那さんと旅行するのが一番のリフレッシュです。

　他のリフレッシュですが、私はお酒が好きなので旦那さんとおいしいお酒と料理を食べながらお互いの話をしています。また、自宅にハムスターとウサギを飼っており、ひたすらかわいがっています。最上級の癒しです。

4 私のライフプラン

　2020年2月に入籍をしました。家庭と仕事を両立していきたいと思っています。そしてまだ先ではありますが、母親としてもがんばっていきたいと考えています。出産をするとどうしても仕事を中断せざるを得ないですが、職場の周りのスタッフはお子さんがいる方が多いので、さまざまなアドバイスをいただきながら働き続けていきたいです。そして訪問看護師としての知識を実践に応用して、看護師としてレベルアップをしていきたいです。

5 看護師志望者へのメッセージ

　私は新卒で訪問看護師になり、2年目を迎えました。複数疾患をもつ高齢者や先天性疾患をもつ小児、精神疾患をもつ方を対象に訪問経験を重ねています。周りのスタッフに支えられながら、日々学びとなって身についています。

　本人・家族との関係性を築き、自分のコミュニケーション能力を磨き、最新の医療知識を学んでいけるのが看護師の魅力だと思います。ぜひ素敵な看護師をめざしてほしいです。

古川晴子さん　東京海上日動火災保険株式会社
人事企画部ウェルネス推進室勤務

1984年慈恵看護専門学校卒業後、東京慈恵会医科大学附属病院ICU、内科病棟に勤務。
1989年東京海上火災保険株式会社（現：東京海上日動火災保険株式会社）人事企画部健康管理室（現：ウェルネス推進室）に入社。課長職として産業看護の統括となり現在に至る。

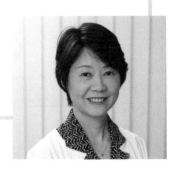

1　看護師になった理由

　幼少期に小児喘息だった私は、発作が起こる度に昼夜を問わず、母におぶさり診療所に駆け込んでいました。当時はステロイド吸入剤などがなく、気管支拡張剤の点滴投与を受けていました。そんな私にとって看護師はとても身近で、心から頼れる存在でした。小学校の高学年になると喘息の発作を起こすこともなくなり、自分の健康にも自信がもてるようになりました。小学校の卒業文集の「将来の夢」に、看護師になりたいと書いたことを覚えています。幼少期の体験が大きく影響し、子どもの頃の看護師になりたいという思いのまま、当たり前のようにぶれることなく、看護師になりました。

1日の仕事の流れ

8：40	●出社 ●端末立ち上げ、オフィス内キャビネット（書類棚）の開錠 ●メール・社内連絡事項のチェック
8：55	●ラジオ体操
9：00	●始業時間 ●メール等の対応 ●本日面談者・会議の準備
10：00	●健康診断結果返却面談
9：30	●産業医による休務者の復職面談同席 ●復職手続書類作成
11：00	●衛生委員会出席
11：30	●産業医と職場巡視
12：00	●昼休憩　昼食
13：00	●室内健康増進施策検討ミーティング
14：00	●メンタル不調者面談・記録
15：00	●ストレスチェック後の産業医面談同席・記録
16：00	●メールチェック、社内看護職からの相談対応 ●健康診断結果処理 ●データ分析 ●施策検討
17：00	●勤務終了

2　今の仕事

　現在は企業で産業看護職として、働く人の健康支援の仕事をしています。

　社員1人ひとりが心身共に健康で生き生きと働き、日々充実しwell beingであることを支援しています。社員と一口で言っても、健康上問題のない人、

薬を飲みながらではあるが就労には影響がない人、病気により一定期間休務をする人など、1人ひとり健康度が異なります。今よりも、より健康度が向上するように健康の保持・増進につながる支援をしています。

また、社員が生き生き働くことができる職場づくりも大切な役割です。安心で安全に働けるために、社員個人のみならず、職場の上司や人事など組織への働きかけも行っています。社員の健康増進につながる健康チャレンジキャンペーンは、多くの社員が参加したくなるようなわくわくする企画を考えます。一方、メンタルヘルス対策などは不調に陥ってる社員に寄り添いながら職場に適応できるよう支援をしています。

3 私のリフレッシュ

平日に休暇が取れた時は上野の美術館や博物館をはしごします。旅先でも美術館などによく行きます。落ち着いた空間で絵画や展示物をゆっくり見るのは、とても贅沢な時間を過ごせるのでリフレッシュになります。

4 私のライフプラン

産業看護の対象である社員を取り巻く環境は、社会情勢や企業環境、法対応などに大きく影響され、常に変化しており、その時々で健康課題も大きく異なります。いち早く健康課題となることを分析し、健康障害が起こる前に防止策を検討し対応しなければなりません。そのためには常に自己研鑽をして専門性を高めていくことが必要です。

日本産業衛生学会には産業看護職の育成をする産業保健看護専門家制度があり、その委員として産業看護職育成に携わっています。1人でも多くの専門性の高い産業看護職の育成に尽力していきたいと思っています。

5 看護師志望者へのメッセージ

看護のフィールドの1つに産業看護があること、産業看護は社員個人や組織をより健康にするための健康支援活動であることなどをご理解いただけましたか？　産業看護の対象である働く世代とは、20歳前後から70歳くらいまでの約50年間になります。人の一生の半分以上で、しかも最も活動的な時期になります。1人ひとりが生き生きと働き、生活できるよう健康面で支援をするという、とても意義があり、奥が深く、やりがいのある仕事です。

飯室千恵子さん The Queen's Medical Center勤務
（いいむろちえこ）

1983年慈恵看護専門学校卒業後、東京慈恵会医科大学附属病院勤務。その後東京大学医学部附属病院内科病棟勤務。HawaiiPacificUniversity健康科学部卒業。Registered Nurseとして2002年より現在までThe Queen's Medical Center勤務。2017年3月株式会社Global Nursing Education and Consultation設立、代表取締役。

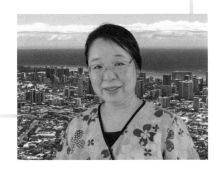

1　看護師になった理由

　小学6年生の頃に校内の劇で看護師の役をやりました。その時は汚染された海で体調を崩す魚たちの看病をしました。本物のナースを職業としてやるとは思いませんでしたが、この頃から看護師をめざしていたのかもしれません。小学生の頃は水田を囲むように網がかけてありましたが、そこに絡まった小鳥を学校帰りに何度も助けたものです。不幸にも亡くなった小鳥は家の庭に埋めてお線香をあげていました。水槽の金魚の掃除も私の役目でした。生き物とかかわり、その小さな命を愛おしむことを自然と行っていました。

1日の仕事の流れ

7：00	●業務開始　受け持ち患者の情報収集、前受け持ちからの申し送り、一緒に受け持ち患者へ交代の挨拶、その日の気になることや予定の確認を患者を含めて3人で行う、Lab・検査結果のチェック、院内用の携帯電話と薬用の鍵の受け取り
8：00	
9：00	●与薬の続き　Head to toe Assessment バイタルサインの確認・記録　退院患者の準備
10：00	●ガーゼ交換などの処置、リハビリテーションなどの準備、受け持ち患者カンファレンス
11：00	●血糖測定、バイタルサインチェック・記録、退院指導
12：00	●与薬、食事介助、昼食
13：00	●重症度の高い患者のアセスメントと記録、退院指導、入院患者の受け入れ
14：00	●術後患者の受け入れ・情報収集、処置、記録
15：00	●新患者の受け持ち医師と連絡・指示受け・記録　看護計画立案
16：00	●血糖測定、インスリン注射、食事の準備
17：00	●与薬、食事介助、アセスメントとその記録
18：00	●与薬、看護記録、看護計画修正
19：00	●次のシフトへの申し送り準備
19：30	●勤務終了

2　今の仕事

　個室24床の整形外科病棟で働いています。ハワイ州ホノルル市にある当院は全米ベストホスピタルに選ばれ、マグネット病院としても認定されています。看護のレベルが高いところで勤務しています。人工骨頭置換術の上級認定病

棟であり、交通事故などの外傷指定病院にもなっています。病棟には浴室や階段・トイレなどのリハビリ器具や施設も併設されています。看護師は1日4〜5名の患者を受け持ち、術後の全身状態のアセスメントからスムーズな退院までの責任をもちます。

　整形外科の手術後は特に肺塞栓症の発現に注意し、またリハビリ時の急激な血圧の低下や転倒などの防止に努め、患者の安全を第一に考え看護します。アセスメントスキルが大変重要になりますが、患者が重症化する前に症状を察知したり、退院後の生活を思い浮かべ、スムーズな退院へ誘導できた時は、とてもやりがいを感じます。今後は、今までの知識を後輩に伝えたり、自分の知識をさらに増やしたりしていきたいと考えています。

3 私のリフレッシュ

　休日は友人たちと食事や買い物、お茶を飲んだり映画を観たりして過ごします。季節ごとに色が変わる美しい海や山を眺めに行くことも好きです。日頃の疲れをいやしてくれるマッサージやエステも大好きです。

4 私のライフプラン

　看護師が実力を発揮し生き生きと働ける環境を日本中につくることが夢です。日本では毎年約5万人が看護師免許を新たに獲得し、総就業者約120万人から約2.5万人が離職しています。離職理由は妊娠出産、身体的精神的な健康障害、職場でのいじめなどです。

　一方アメリカでは、出産前日まで働いたり、子どもが病気などの緊急時に休むのは当たり前で、ほぼ100%代替看護師が代わりを務めます。有給休暇の取得率も高く、働きやすい職場です。私の病棟では過去18年間、妊娠出産で退職した同僚は0名、がんに罹患した同僚も治療をしながら自分のペースで働いています。日本にもこのような働きやすい職場をつくりたいのです。

5 看護師志望者へのメッセージ

　人のお世話をしたい。老人になぜか好かれる。命の最前線で働きたい。当てはまる方、幸いなことに看護師の活躍の場は多岐にわたります。夢は叶えるためにあります。諦めずに目標に向かって突き進んでください。

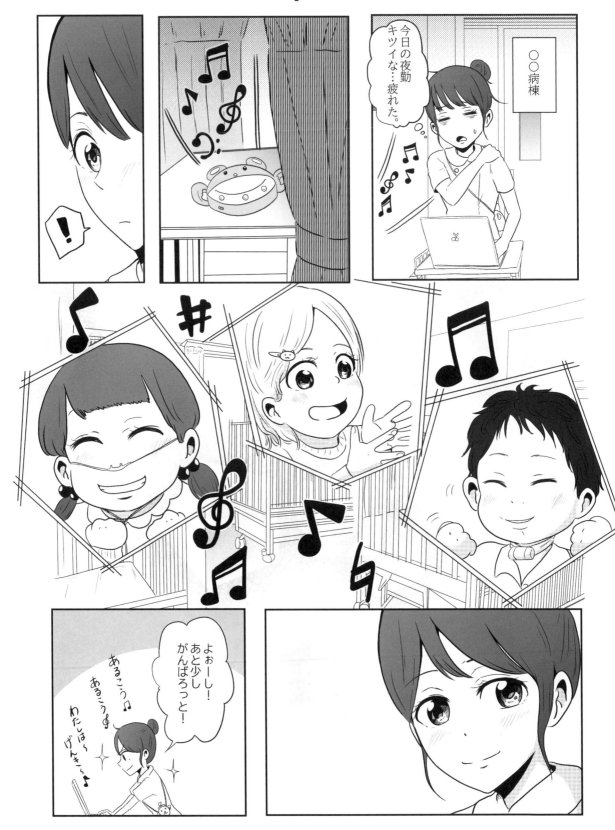

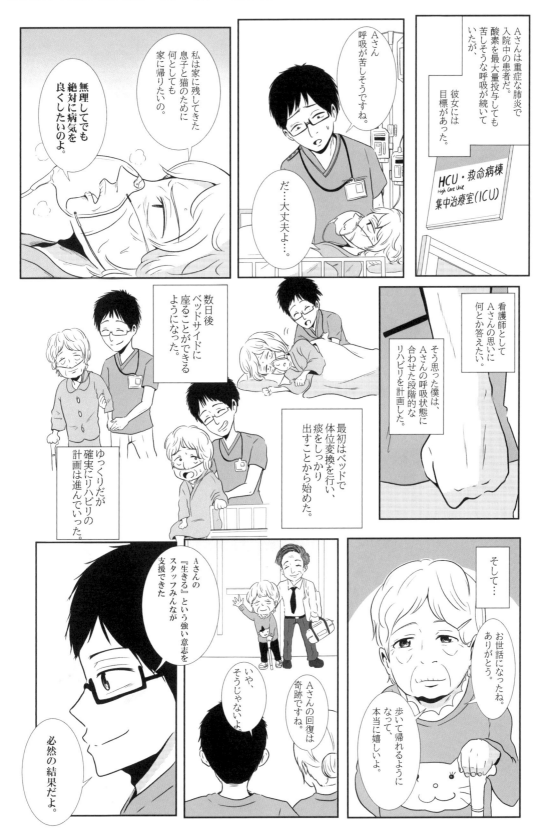

Aさんは重症な肺炎で入院中の患者だ。酸素を最大量投与しても苦しそうな呼吸が続いていたが、彼女には目標があった。

HCU・救命病棟
High Care Unit
集中治療室(ICU)

Aさん
呼吸が苦しそうですね。

だ…大丈夫よ…。

私は家に残してきた息子と猫のために何としても家に帰りたいの。

無理してでも絶対に病気を良くしたいのよ。

看護師としてAさんの思いに何とか答えたい。

そう思った僕は、Aさんの呼吸状態に合わせた段階的なリハビリを計画した。

最初はベッドで体位変換を行い、痰をしっかり出すことから始めた。

数日後
ベッドサイドに座ることができるようになった。

ゆっくりだが確実にリハビリの計画は進んでいった。

そして…

お世話になったね。ありがとう。

歩いて帰れるようになって、本当に嬉しいよ。

Aさんの回復は奇跡ですね。

いや、そうじゃないよ。

Aさんの『生きる』という強い意志をスタッフみんなが支援できた

必然の結果だよ。

165

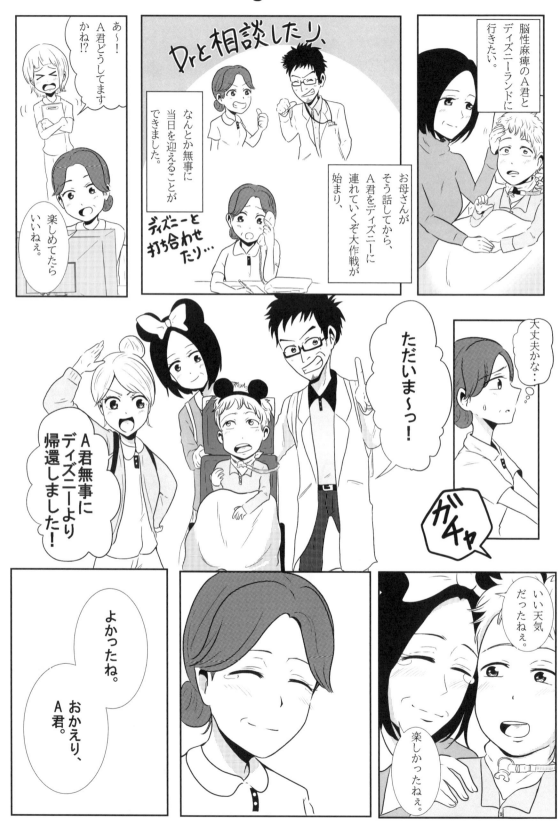

伊東さんの「思い出に残るエピソード」 » cornerstone

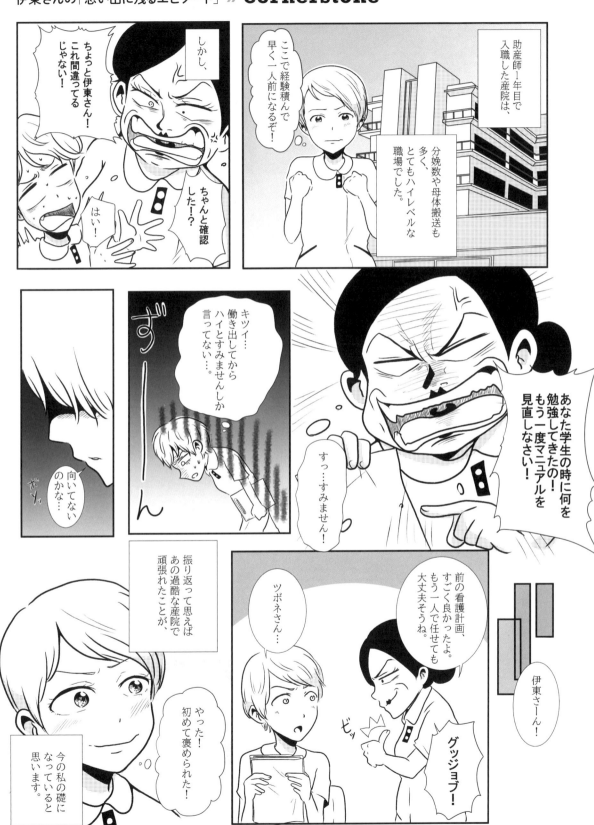

助産師1年目で入職した産院は、

分娩数や母体搬送も多く、とてもハイレベルな職場でした。

ここで経験積んで早く一人前になるぞ！

しかし、

ちょっと伊東さん！これ間違ってるじゃない！

ちゃんと確認した！？

はい！

向いてないのかな…。

ボソ

キツイ…働き出してからハイとすみませんしか言ってない…。

ずーーん

あなた学生の時に何を勉強してきたの！もう一度マニュアルを見直しなさい！

すっ…すみません！

振り返って思えばあの過酷な産院で頑張れたことが、

前の看護計画、すごく良かったよ。もう一人で任せても大丈夫そうね。

伊東さーん！

ツボネさん…

グッジョブ！

ビッ

やった！初めて褒められた！

今の私の礎になっていると思います。

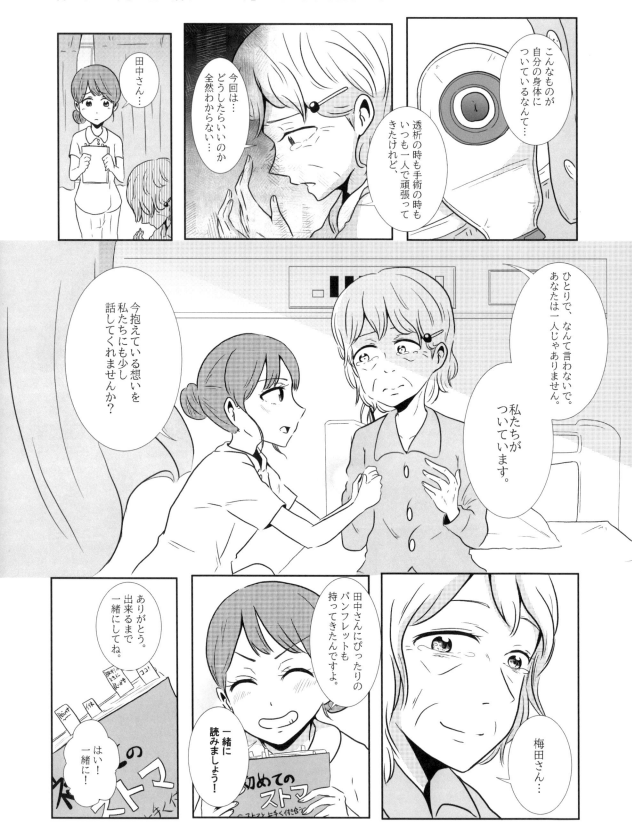

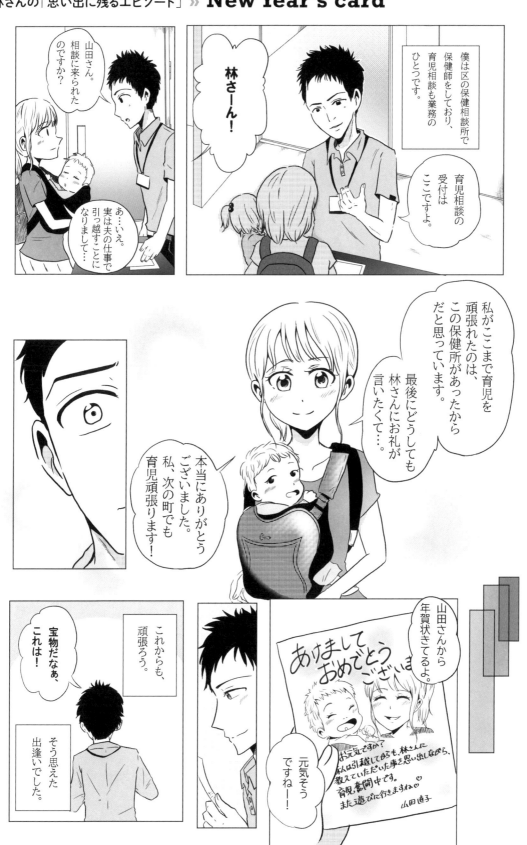

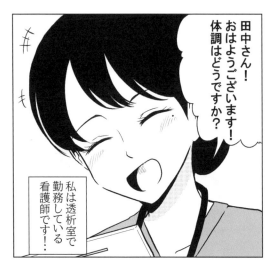

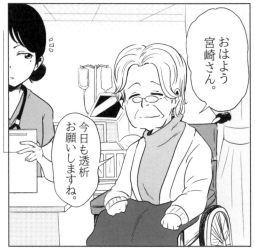

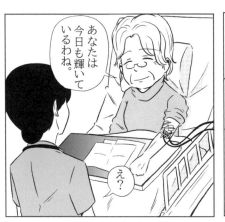

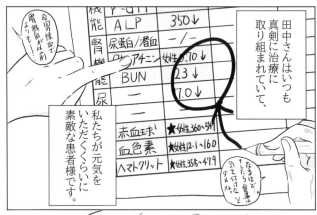

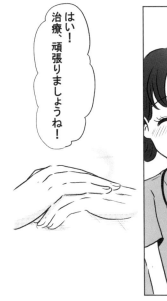

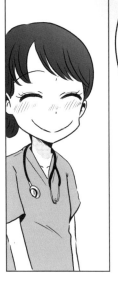

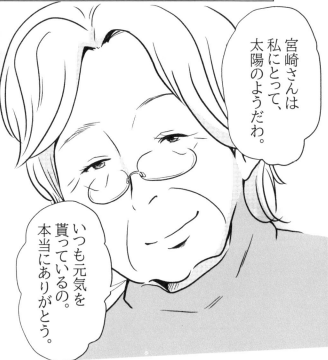

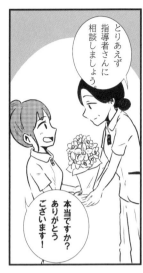

とりあえず
指導者さんに
相談しましょう。

本当ですか？
ありがとう
ございます！

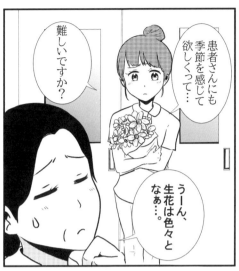

難しいですか？

患者さんにも
季節を感じて
欲しくって…。

うーん、
生花は色々と
なぁ…。

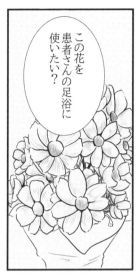

この花を
患者さんの足浴に
使いたい？

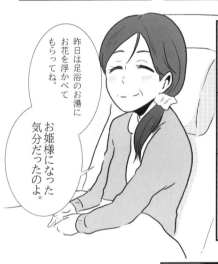

昨日は足浴のお湯に
お花を浮かべて
もらってね。

お姫様になった
気分だったのよ。

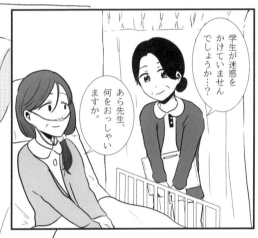

学生が迷惑を
かけていません
でしょうか…？

あら、先生、
何をおっしゃい
ますか。

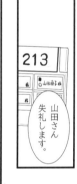

213

山田さん
失礼します。

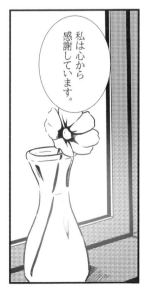

私は心から
感謝しています。

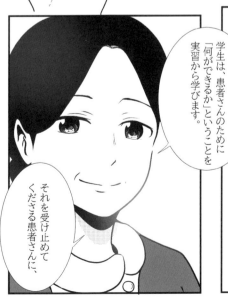

学生は、
患者さんのために
「何ができるか」ということを
実習から学びます。

それを受け止めて
くださる患者さんに、

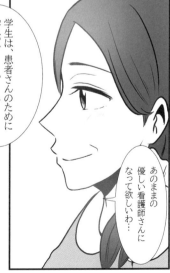

あのままの
優しい
看護師さんに
なって欲しいわ…

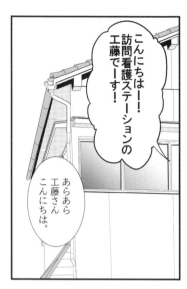

こんにちはー！！
訪問看護ステーションの
工藤でーす！

あらあら
工藤さん
こんにちは。

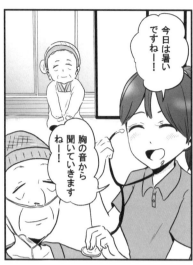

今日は暑い
ですねー！

胸の音から
聞いていきます
ねー！

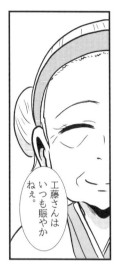

工藤さんは
いつも賑やか
ねぇ。

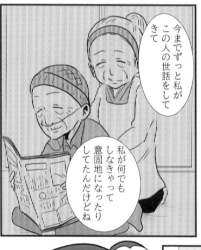

今までずっと私が
この人の世話を
してきて

私が何でも
しなきゃって
意固地になったり
してたんだけどね

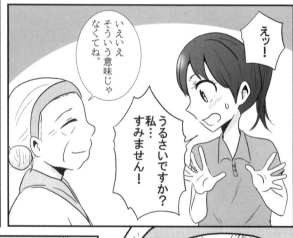

えッ！

いえいえ
そういう意味じゃ
なくてね。

うるさいですか？
私…すみません！

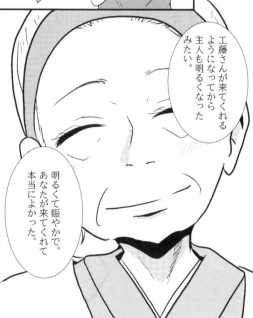

工藤さんが来てくれる
ようになってから
主人も明るくなった
みたい。

明るくて賑やかで。
あなたが来てくれて
本当によかった。

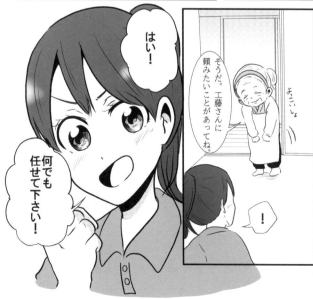

はい！

何でも
任せて下さい！

そうだ。
工藤さんに
頼みたいことがあってね。

よっこいしょ

！

172

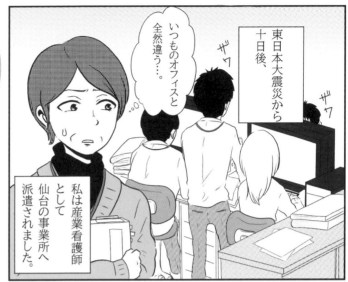

東日本大震災から十日後、

いつものオフィスと全然違う…。

私は産業看護師として仙台の事業所へ派遣されました。

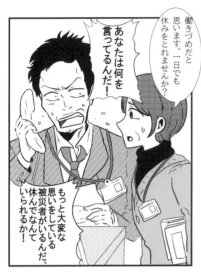

働きづめだと思います。一日でも休みをとれませんか？

あなたは何を言ってるんだ！

もっと大変な思いをしている被災者がいるんだ、休んでなんていられるか！

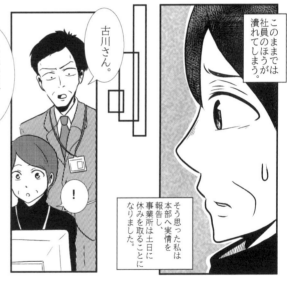

このままでは社員のほうが潰れてしまう。

そう思った私は本部へ実情を報告し、事業所は土日に休みを取ることになりました。

古川さん。

！

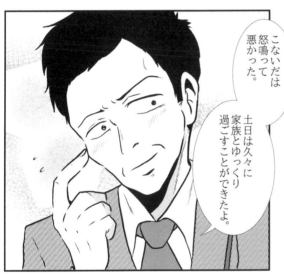

こないだは怒鳴って悪かった。

土日は久々に家族とゆっくり過ごすことができたよ。

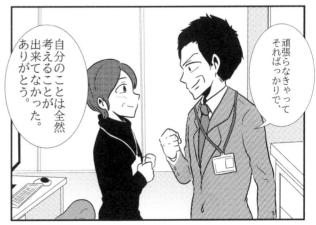

頑張らなきゃって、そればっかりで、

自分のことは全然考えることが出来てなかった。

ありがとう。

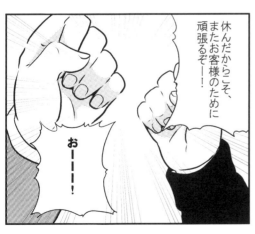

休んだからこそ、またお客様のために頑張るぞー！

おーーー！

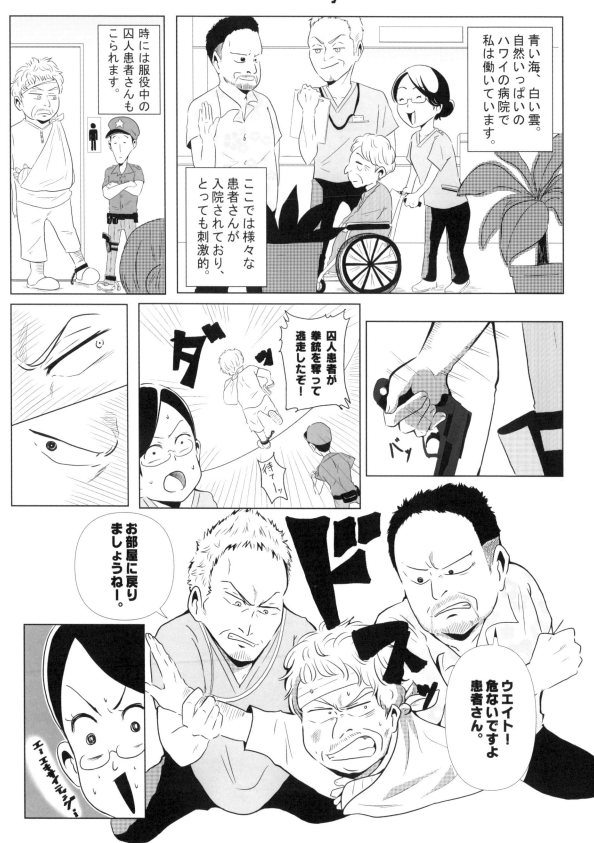

おわりに

　最後までページをめくっていただき、ありがとうございます。

　本書は、2020年3月に日本看護協会出版会編集部の青野昌幸氏からのご提案が形となったものです。看護師になるためにはどのようにすればよいか、看護職に関心のある高校生や他の仕事に就いている社会人の手引き書になるような本をつくりたい、看護学生として学んでいる学生の体験談をアンケート形式で書いてもらったり、現役の看護職の方に看護師になった動機や仕事の様子、彼らの心に残る患者さんとのエピソードを書いてもらい、それを漫画で表現したい、というアイデアが出されて「これは面白いかも」と思いました。

　代表著者を依頼された私は、一緒に執筆してくださる看護教員を探し、3人の信頼できる先生方にお願いすることになりました。東邦大学看護学部教授の菊池麻由美先生、東京都立青梅看護専門学校（当時）校長の安井静子先生、公益社団法人東京慈恵会総合医学研究センター主任研究員（前慈恵柏看護専門学校副校長）の蝦名總子先生です。皆様それぞれ、看護大学や看護専門学校で長年看護基礎教育に情熱を注いでこられた頼もしい先生方です。分担項目それぞれに丁寧かつ詳細に説明してくださっているので、非常に参考になると思います。3人の先生方も加わり、5人の小集団活動という感じで執筆・編集作業は進みました。

　また、大勢の看護学生、看護職の方々にもご協力いただきました。率直な声を聴かせていただいた11人の看護学生、さまざま場で生き生きと看護の仕事をされている11人の看護職の方々、表紙のイラストを描いていただいた看護師兼イラストレーターの仲本りささん、心に残る看護エピソードを漫画に仕立ててくださった看護師兼漫画家のねぎまぐろ工房さんです。やはり絵の力は大きいですね。お二人の素敵なセンスで看護師の状況を表情豊かに描いて看護という仕事のエッセンスを伝えてくださっています。看護師になりたいと考えている方、看護職に関心のある方、進路相談に乗るお立場の方にはガイドブックとしてとても役立つ本に仕上がったと自負しております。

　「学び編」の冒頭に示した「看護師・保健師・助産師への道フローチャート」のとおり、看護師への道のなんと多いことか、こんなに多種多様な道があることに改めて

「複雑すぎる！もっとわかりやすくならないとダメ」と思いました。一方で、多様なゆえさまざまな環境の人たちが看護師になることができるわけです。それにしても日本の看護教育制度、もう少しシンプルにならないものか、とつくづく思います。

　それはさておき、私も本書の作成に携わることで、自らの長い看護師人生を振り返るよい機会となりました。

　私が看護師という仕事を選んだのは、「資格を取って自立できる」「人の役に立てる」「自分や家族の健康に活かせる」という平凡な動機でしたが、看護師になってみると、実に奥行きのある面白くやりがいのある仕事だと思いました。

　人は体と心をもち、周りの多くの人たちとかかわりながら支えられながら成長し、さまざまな能力を獲得して自らの力で人生を歩みます。体はおおむね60兆個の細胞が生と死を繰り返しながら恒常性を保っています。心と体は互いに影響し合っており、心のもちよう、生活の仕方によって健康障害をもたらしたり健康を取り戻したりします。人が本来もっている自然治癒力を高めるにはどうすればよいかを学びますので、私はそれを実際に自分の生活にも取り入れてみました。飲食物の選択、食事の仕方、運動と休息の取り方、清潔習慣、気持ちのもち方、これらを意図的に自分の生活で試してみると、確かに"体は変わる！"という体験もしました。

　また、身体機能が障害されていても、多くの臓器を摘出されたとしても、残された機能を最大限に使って懸命に生きる患者さんの姿に、人の生命力の強さを感じ勇気をもらうこともあります。自分では決して体験のできない患者さんの人生に触れることで、自分の人生を振り返ったり将来の目標を描き直したりすることもあります。治療やケアの方法も、科学の進歩で根拠が変わりまったく違った方向へと変化することもあります。さらに、自分が実践するだけでなく、看護学生や後輩に看護の心や技を伝え、その人たちの成長ぶりを感じられることの喜びも大きなものがあります。

　人間への興味は尽きません。困難なこともいろいろありますが、これでよいという限界がありません。それだからこそ看護は面白いのです。

　本書にかかわってくださった皆様に改めて深く感謝申し上げます。

2021年5月
代表著者　髙橋則子

看護師をめざすあなたへ

2021年 8 月30日　第1版第1刷発行　　　　　　　　　　　〈検印省略〉
2022年10月 5 日　第1版第2刷発行

著●髙橋則子　蝦名總子　菊池麻由美　安井静子

発行●株式会社 日本看護協会出版会

〒150-0001　東京都渋谷区神宮前5-8-2　日本看護協会ビル4階
〈注文・問合せ/書店窓口〉Tel / 0436-23-3271　Fax / 0436-23-3272
〈編集〉Tell / 03-5319-7171
https://www.jnapc.co.jp

デザイン●大野リサ

表紙カバーイラスト●仲本りさ

印刷●株式会社 教文堂